Leben LERNEN
Klett-Cotta

Zu diesem Buch

Gruppentherapie kann eine wirksame Behandlungsmethode selbst für schwer traumatisierte Menschen sein. Doch sie muss auf die spezifischen Probleme bei Traumafolgestörungen abgestimmt werden. Dieser Aufgabe ist das Autorenteam mit dem ersten ausführlichen Behandlungsmanual für Trauma-Patienten in überzeugender Weise nachgekommen. Grundlage ist die bekannte, von Luise Reddemann entwickelte, auf Imaginationsarbeit und Ressourcenorientierung basierende Traumatherapie »PITT«. Das Buch besteht aus dem Behandlungsmanual, welches allen Gruppenteilnehmern zugänglich gemacht wird, den konzeptuellen Grundlagen für die Hand der Therapeuten und grundsätzlichen Übungen zu guter Traumatherapie und der therapeutischen Grundhaltung in der Arbeit mit traumatisierten Patentinnen und Patienten.

Die Reihe »Leben Lernen« stellt auf wissenschaftlicher Grundlage Ansätze und Erfahrungen moderner Psychotherapien und Beratungsformen vor; sie wendet sich an die Fachleute aus den helfenden Berufen, an psychologisch Interessierte und an alle nach Lösung ihrer Probleme Suchenden.

Christian Firus · Christian Schleier
Werner Geigges · Luise Reddemann

Traumatherapie in der Gruppe

Grundlagen, Gruppenarbeitsbuch und Therapie bei Komplextrauma

Klett-Cotta

Leben Lernen 255

Die digitalen Zusatzmaterialien haben wir zum Download auf www.klett-cotta.de bereitgestellt. Geben Sie im Suchfeld auf unserer Homepage den folgenden Such-Code ein: **OM89129**

Klett-Cotta
www.klett-cotta.de

Printed in Germany
Gesetzt aus der Minion von Kösel Media GmbH, Krugzell
Gedruckt und gebunden von Esser printSolutions GmbH, Bretten
ISBN 978-3-608-89129-4

Zweite Auflage, 2019

Bibliografische Information der Deutschen Nationalbibliothek
Die Deutsche Nationalbibliothek verzeichnet diese Publikation in der Deutschen Nationalbibliografie; detaillierte bibliografische Daten sind im Internet über <http://dnb.d-nb.de> abrufbar.

Inhalt

Einleitung

Dank

Das hier vorgestellte Gruppentherapiekonzept für Patienten mit komplexer Posttraumatischer Belastungsstörung ist eklektizistisch im besten Sinne, da wir Teile verschiedener Therapiemethoden neu zusammengefügt haben. Es ist über Jahre gewachsen und häufig verändert worden. Wir erheben keinen Anspruch auf Urheberschaft hinsichtlich einzelner Therapietechniken oder Ideen. Diese stammen vielmehr von vielen Psychotherapeuten und Psychotherapeutinnen, von denen wir lernen durften. Ihnen möchten wir unseren Dank aussprechen.

Das Konzept würde in der jetzigen Form nicht existieren, wenn wir nicht die vielen wertvollen Rückmeldungen unserer Patientinnen erhalten und integriert hätten. Auch ihnen möchten wir von Herzen danken!

Danken möchten wir auch Herrn Prof. Dr. Tebartz van Elst für die Anregungen im Kapitel »Gehirn«.

Schließlich möchten wir Antje Firus und Beate Schleier für die konstruktive Anregung beim Korrekturlesen danken, Petra Klaiber für die unermüdlichen Korrespondenzen auf Sekretariatsebene und unserer Lektorin Frau Treml vom Klett-Cotta-Verlag für ihre mühevolle Arbeit an zahlreichen Details.

Zum Aufbau des Buches

Dieses Buch ist sowohl für Patienten als auch für Therapeuten geschrieben. Es besteht aus mehreren Teilen.

Der erste Teil (Kap. I) richtet sich an Therapeuten, die im Gruppensetting mit Traumapatientinnen arbeiten wollen. Er enthält Ideen für das therapeutische Handeln in der Gruppe. Hier beschreiben wir ausführlich unsere bisherigen Erfahrungen mit dem vorliegenden Behandlungskonzept, gehen auf Schwierigkeiten ein und veranschaulichen beides mit kleinen Fallvignetten aus der Praxis. Dieser Teil entspricht dem, was in anderen Kontexten als »Manual« bezeichnet wird, und kann von Patienten problemlos übersprungen werden.

Den zweiten Teil nennen wir »Gruppenarbeitsbuch« (Kapitel II). Es soll Patienten sowie Therapeuten in der Gruppentherapie vorliegen. Es enthält erklärende Texte und Arbeitsblätter zu den Themen, die in der Gruppentherapie besprochen werden. Es vermittelt eine fortlaufende Orientierung im Therapieprozess, eine klare Struktur und Vorhersehbarkeit der Themen – zentrale Notwendigkeiten hilfreicher Traumatherapie.

Das »Arbeitsbuch« richtet sich direkt an die Betroffenen und ist daher bewusst in allgemein verständlicher Sprache gehalten. Es soll den Gruppenteilnehmern ermöglichen, nachzulesen was überhört oder nicht verstanden wurde. Es dient darüber hinaus der Intensivierung des Therapieprozesses im Sinne einer angeleiteten »Hilfe zur Selbsthilfe« und als Arbeitsgrundlage für die »Bezugsgruppe«, die ohne Anwesenheit eines Therapeuten stattfindet.

Patienten und Therapeuten nutzen das gleiche Arbeitsmaterial, um eine größtmögliche Transparenz der Therapie zu erreichen. Wir beabsichtigen damit, die Autonomie, Selbstverantwortung und Selbstwirksamkeitserwartung hinsichtlich der Gesundung zu fördern. Unsere bisherigen Erfahrungen mit diesem Konzept sind sehr gut. Die Patientinnen der Gruppentherapie haben uns immer wieder zurückgemeldet, dass die Transparenz Vertrauen schaffte und das »Arbeitsbuch« eine sehr wesentliche Hilfe war. Ehemalige Patientinnen und Patienten berichten in Kapitel III selbst von ihren Erfahrungen. Wir sind sehr dankbar, dass sie uns den Abdruck erlaubt haben. Kapitel IV versammelt Erzählungen, Gedichte und Gedanken, die sich in der praktischen Arbeit als hilfreich erwiesen haben.

In Kapitel V wendet sich Luise Reddemann grundsätzlichen Fragen der Behandlung komplex traumatisierter Menschen zu: Was brauchen sie, um wieder Vertrauen in die Welt und in die Mitmenschen fassen zu können? Basis ihrer Empfehlungen sind sowohl ihre reiche und langjährige therapeutische Erfahrung auf diesem Gebiet als auch der aktuelle Stand der internationalen Forschung zur komplexen Traumatisierung.

Werner Geigges vertieft in Kapitel VI das Thema der therapeutischen Grundhaltung in der Arbeit mit traumatisierten Patienten und beschreibt die vielfältigen Integrationsleistungen, welche im Rahmen eines klinikübergreifenden Modells von »Integrierte Medizin« zu bedenken ist. Das Verständnis von Psychosomatik als »Beziehungsmedizin« ist dabei handlungsleitend und zukunftsweisend.

Gruppentherapie mit traumatisierten Menschen

Die Entstehung des vorliegenden Buches verdankt seine Entwicklung unserem Wunsch, Patienten, die unter einer komplexen Posttraumatischen Belastungsstörung leiden, durch Gruppentherapie auch bei knappen personellen Ressourcen möglichst effektiv zu helfen und dafür Grundzüge von Resilienz und Salutogenese zu nutzen.

Dabei versuchen wir zu berücksichtigen, dass komplex traumatisierte Menschen häufig unter einem verminderten Kohärenzgefühl (Antonovsky), strukturellen Störungen (Rudolf), Einschränkungen der Stressregulation, Bindungsstörungen, Mentalisierungsdefiziten und beschädigten Grundbedürfnissen (Grawe) leiden.

J. Herman hat die Symptomatik der komplexen PTBS in den Kriterien der DESNOS (Disorder of extrem stress not otherwise specified) zusammengefasst. Sie hat damit einen Versuch unternommen, die Erfahrungen der klinischen Praxis für das amerikanische Diagnosesystem zu systematisieren. Sie wurden in den Anhang des DSM-IV übernommen und werden nach wie vor kontrovers diskutiert, wobei die Diskussion weniger die Existenz der Symptome anzweifelt, sondern mehr die Frage nach Überschneidungen mit anderen Krankheitsbildern, vor allem mit der Borderline Persönlichkeitsstörung (siehe hierzu Sack [2004] und Kühler und Stachetzki [2005]). Das Arbeitsbuch geht in den verschiedenen Kapiteln implizit oder explizit auf die Symptome der komplexen PTBS ein: die Affektregulationsstörung, die Störung von Wahrnehmung und Bewusstsein, die Somatisierungsneigung, die Störung der Selbstwahrnehmung, die Beziehungsstörung sowie die veränderte Lebenseinstellung.

Von Beginn an haben wir der Tatsache Rechnung getragen, dass eine komplexe Posttraumatische Belastungsstörung eine Stressverarbeitungsstörung ist, die sich entweder durch eine dissoziative Symptomatik oder aber durch eine intrusive, d. h. durch belastende Bilder, die mit massiver innerer Erregung einhergehen (Flashbacks mit Hyperarousal), auszeichnet. Diese beiden Ausdrucksformen, die sich aufgrund früher und anhaltender Traumatisierung entwickeln können, gehen mit einer hohen inneren Alarmbereitschaft einerseits oder Rückzugs- und Vermeidungsstrategien bis hin zur Dissoziation andererseits einher. Mit diesen Verhaltensmustern ist daher auch innerhalb einer Gruppe zu rechnen, die sich mit der Traumasymptomatik beschäftigt. Dabei ist uns stets bewusst, dass sich dieses Verhalten über Jahre als Schutz entwickelt hat, was wir immer wieder betonen, gleichzeitig führt es permanent in Situationen erneuter Hilflosigkeit und steht einer förderlichen Entwicklung somit entgegen.

All dies verlangt ein waches, behutsames, sicheres und gleichzeitig entschiedenes Vorgehen der Therapeuten, was das freundliche Unterbrechen stressbedingter Muster anbelangt. Gleichzeitig bemühen wir uns fortwährend um die Gestaltung einer sicheren Atmosphäre, die es den Patienten erlauben soll, Erfahrungen von Selbstberuhigung und Affektsteuerung zu machen. In den Worten von Jürgen Kriz: »Diese ›Konfrontation‹ (gemeint sind die traumakompensatorischen Schemata im Sinne von Fischer und Riedesser, die dem langjährigen Überleben dienten, Lehrbuch der Psychotraumatologie [1998]) und das Zulassen der (partiellen) Auflösung so leidvoll erworbener Notstrukturen setzt einen Beziehungsrahmen voraus, in dem insbesondere missachtete Bedürfnisse nach Bindung und Sicherheit, Verstanden-Werden und Verstehen-Können beachtet werden.« (Kriz, 2010)

Dabei ist unbedingt zu berücksichtigen, dass selbst die wohlwollende, zu Veränderung einladende Haltung der Therapeuten gleichwohl eine Belastung bedeuten kann, stellt sie doch etwas Unbekanntes, Unvertrautes dar, auf das noch kein Verlass ist. Nur zu leicht gerät diese Sichtweise aus dem Blick, weil sie auch für viele Therapeuten, insbesondere wenn sie sich noch nicht eingehender mit der Traumadynamik auseinandergesetzt haben, unverständlich ist. Nimmt man die Konsistenztheorie Grawes (2004) ernst, wird plötzlich verständlich, warum Vertrautes – auch wenn es möglicherweise schädigend ist – mit dem Gefühl innerer Stimmigkeit beantwortet wird, während Unvertrautes zunächst zu Inkonsistenzerleben und somit zu Stress führt!

Ein stationäres Therapiekonzept ermöglicht in organisatorisch unproblematischer Weise die Nutzung von Gruppen. Gruppentherapie bietet im Behandlungssetting einer Klinik Vorteile und hat sich hinsichtlich vieler Indikationsbereiche bewährt. Traumaspezifische Gruppentherapie ist allerdings bisher wenig verbreitet, was möglicherweise in der Sorge um die Patientinnen begründet ist. Der Therapeut kann die einzeltherapeutische Interaktion unmittelbarer und gezielter beeinflussen und den Therapieprozess schonender gestalten als in einer Gruppe. Andererseits machen wir innerhalb der psychosomatischen Klinik täglich die Erfahrung, dass die Wirkfaktoren der Gruppe den Therapieprozess intensivieren und häufig beschleunigen. I. D. Yalom (1995) benennt als Wirkfaktoren der Gruppe:

- Hoffnung einflößen
- Universalität des Leidens
- Mitteilung von Information
- Altruismus
- Die korrigierende Rekapitulation der primären Familiengruppe
- Die Entwicklung von Techniken des mitmenschlichen Umgangs
- Nachahmendes Verhalten.

Das hier vorgestellte Therapiekonzept soll diese Vorteile der Gruppentherapie auch Patientinnen mit komplexer PTBS zugänglich machen. Im folgenden Kapitel beschreiben wir unsere bisherigen Erfahrungen mit der »Traumatherapie in der Gruppe« und geben Hinweise und Empfehlungen für die Gruppengestaltung. Beachten Sie bitte, dass die gruppentherapeutischen Elemente durch Einzeltherapie, die in der Regel 1 – 2 Sitzungen pro Woche umfasst, ergänzt werden.

Die gemeinsamen Gruppensitzungen nennen wir Stabilisierungsgruppe, womit das Anliegen bereits umrissen ist. Die Gruppe, in der die Patientinnen sich ohne uns Therapeuten treffen, nennt sich Bezugsgruppe (ausführliche Beschreibung in den folgenden konzeptuellen Grundlagen einige Seiten später und im Arbeitsbuch). Hinzu kommen eine ganz auf das Üben ausgerichtete Imaginationsgruppe an zwei Tagen pro Woche, sowie zweimal wöchentlich Qigong. Auch diese beiden Gruppen unterstützen die Ressourcenaktivierung und Selbstberuhigungskompetenz.

Zum Schluss der Einleitung noch zwei Hinweise: Wir werden im ganzen Buch die männliche und weibliche Form abwechselnd gebrauchen, gemeint sind i. d. R. beide Geschlechter.

Hinweis zum Download der Arbeitsblätter

Sämtliche Arbeitsblätter aus dem Gruppenarbeitsbuch (Kapitel II) wurden zum Download auf www.klett-cotta.de bereitgestellt. Geben Sie im Suchfeld auf der Homepage des Verlags den folgenden Such-Code ein: OM89129

Kapitel I

Traumatherapeutisches Arbeiten in der Gruppe

Christian Firus und Christian Schleier

1. Behandlungsprinzipien, Indikation und Setting

Stabilisierung

Die traumatherapeutische Gruppentherapie ist eine Verbindung von Psychoedukation und interaktioneller Gruppentherapie. Selbstverständlich gelten auch in dieser Gruppe in besonderem Maße die von Yalom beschriebenen Faktoren von therapeutischer Unterstützung im Rahmen einer interaktionellen stationären Gruppenpsychotherapie. »Der Therapeut muss in der Gruppe eine Atmosphäre schaffen, die als konstruktiv, warm und unterstützend empfunden wird. Die Patienten müssen sich in der Gruppe sicher fühlen. Sie müssen lernen, der Gruppe zu vertrauen. Sie müssen die Gruppe als einen Ort erfahren, wo man ihnen zuhört, sie akzeptiert und versteht.« (Yalom, 1995, S. 160) Yalom verweist an gleicher Stelle darauf, wie wichtig der respekt- und würdevolle Umgang gegenüber dem Patienten ist, wie sehr es um Wertschätzung, Empathie und Akzeptanz geht, die sowohl verbal wie nonverbal zum Ausdruck kommt. (Yalom, S. 163 f.)

Dass diese therapeutischen Grundsätze in einer ganz besonderen Weise für den Umgang mit traumatisierten Patientinnen gelten, versteht sich von selbst. Die Vulnerabilität der Patienten ist eben noch größer und bedarf deswegen besonders der beschriebenen Grundhaltung.

Elemente von Psychoedukation bieten viele Vorteile: In einer Gruppe von ähnlich Betroffenen wird gemeinsam an verschiedenen Themen gearbeitet, ohne dass der Einzelne sich mit persönlichen Details einbringen muss, wovon eine interaktionelle Gruppe hingegen lebt. Es werden verschiedenste Informationen mit einer Haltung vermittelt, die das Gefühl entstehen lassen, dass die Symptomatik, an der jeder leidet, erklärbar, verstehbar und beeinflussbar ist. Damit knüpfen wir an die von A. Antonovsky beschriebenen salutogenetischen Faktoren an, die sich als gesundheitsförderlich und resilient und somit insbesondere für traumatisierte Menschen als höchst bedeutungsvoll erwiesen haben.

Es ist beispielsweise immer wieder aufs Neue beeindruckend zu erleben, wenn Patienten das Phänomen der Dissoziation erarbeiten und dabei zu der Erkenntnis gelangen, dass sie nicht verrückt sind, wenn sie unter solchen Symptomen leiden, die sie bisher häufig schamhaft verschwiegen haben. Nicht selten schämen sie sich für den Verlust der Selbstkontrolle oder für impulsives Verhalten.

Die Gruppe eignet sich sehr gut für die im wahrsten Sinne »notwendige« Vermittlung der Erklärungsmodelle. Wir verwenden dabei auch einen Flipchart und nutzen das Arbeitsbuch mit seinen Arbeitsblättern, um die Themen gemeinsam mit den Patienten zu erarbeiten. Andere Themen erfordern mehr Zurückhaltung seitens der Therapeutinnen: Die Stunde zu hilfreichen Ritualen und Trost lebt von den Beiträgen der Patientinnen. Aktualisiert sich hingegen ein interpersonelles Thema, begeben wir uns in die Rolle des klassischen Gruppentherapeuten und regen einen interaktionellen Prozess an.

Wir haben bisher gute Erfahrungen mit einem flexiblen Pendeln zwischen Elementen traditioneller interaktiver Gruppentherapie und strukturierter Informationsvermittlung gemacht.

Die als Selbsthilfe gedachte Bezugsgruppe, die ohne therapeutische Begleitung stattfindet, oder auch der vielschichtige therapeutische Alltag bieten immer wieder Anlass zu Konflikten, die dann entsprechend dem TZI-Grundsatz »Störungen haben Vorrang« in der nächsten Gruppenstunde aufgegriffen werden. Aus unserer Haltung heraus betrachten wir diese nicht als hinderlich, sondern vielmehr als Möglichkeiten der korrigierenden Beziehungserfahrung.

Der Vorteil von diesem gewissermaßen behutsamen interaktionellen Vorgehen ist auch, dass die Patientinnen im Miteinander neue Lösungswege erarbeiten können und durch die Therapeutinnen eine oftmals neue Haltung und Umgehensweise kennenlernen.

An dieser Stelle sei allerdings darauf verwiesen, dass Konflikte unter den Patienten in der Bezugsgruppe die Ausnahme waren und die gegenseitige Unterstützung die bei Weitem dominierende Erfahrung.

Immer wieder gelingt es den Patienten, auch schwierige Mitpatienten in die Gruppe aufzunehmen und zu integrieren, sodass diese dann manchmal nach Wochen äußern, sich verstanden und angenommen zu fühlen. Oft haben wir diese Erfahrung bei Patienten mit Migrationshintergrund gemacht, die aufgrund von Sprachschwierigkeiten manchmal Mühe hatten, inhaltlich zu folgen, durch die Aufnahme in die Patientengemeinschaft dann eine Erfahrung von Zugehörigkeit machen konnten, die vermutlich mindestens ebenso wirksam war!

So ließ sich eine Festlegung hinsichtlich Psychoedukation oder Interaktioneller Gruppentherapie in der Praxis nicht aufrechterhalten, vielmehr zeigte sich im therapeutischen Alltag wie so oft, dass sich scheinbar Gegensätzliches ergänzt und befruchtet.

Ressourcenorientierung

Unsere systemische Grundhaltung impliziert schon per se eine Ressourcenorientierung. Sie ist aber auch aus anderen Gründen sinnvoll und hilfreich. So vertreten wir unseren Patienten gegenüber immer wieder die Haltung, dass sie ohne die Nutzung von Ressourcen und Resilienz gar nicht vor uns säßen, dass allein die Tatsache, sich für Therapie zu entscheiden, eine bedeutsame Ressource darstellt und dass die Traumata ohne Ressourcen nicht überlebbar gewesen wären! Der wesentliche Unterschied nun allerdings besteht darin, das bisher eher implizite Wissen über Ressourcen explizit nutzbar und anwendbar zu machen. Hierzu dienen insbesondere verschiedene Arbeitsblätter, die unseren Patienten helfen sollen, diesen impliziten Schatz zu heben. Auch hier erleben wir häufig Verwunderung und Erstaunen darüber, dass wir als Therapeuten Fähigkeiten wertschätzen, denen unsere Patienten bisher keine Bedeutung beigemessen haben. Und wie so häufig zeigt sich hier wieder die Kraft der Gruppe, wenn Patientinnen sich gegenseitig auf ihre Ressourcen hinweisen, was in der Regel nochmals eine ganz andere Bedeutung und Wirkung hervorruft als der Hinweis von uns Therapeuten, von denen man das vielleicht schon von Berufs wegen erwartet!

Beispiel

Eine Patientin bemerkt bei der Besprechung des Themas, dass sie über keine Ressourcen verfüge. Anstelle der Gruppenleiter mischt sich eine Mitpatientin ein und berichtet, wie liebevoll und zugewandt sie ihre

Mitpatientin in den letzten Tagen gegenüber ihrem Hund erlebt hätte. Die Angesprochene reagiert darauf mit einem verhaltenen Lächeln!

Ressourcen sind auch deswegen von so unschätzbarer Bedeutung, weil sie das vorhandene Leid besser verarbeiten helfen. Wie auf einer Wippe bewegen wir uns unserer therapeutischen Haltung entsprechend mal mehr auf der Seite des Leidens, mal mehr auf der Seite der Ressourcen und Bewältigungskompetenzen. Diese Balance prägt unsere Grundhaltung und durchzieht das therapeutische Handeln, sie ermöglicht, flexibel auf die Gruppenstimmung einzugehen bzw. diese zu beeinflussen. Hierfür ist es notwendig, dass die Therapeutinnen mit den Inhalten des Arbeitsbuchs vertraut und gleichzeitig dazu in der Lage sind, die Gruppenstimmung und die eigenen Gegenübertragungsgefühle wahrzunehmen und zu nutzen.

So kommt es gelegentlich vor, dass wir das gegenwärtige Gruppenthema bei hoher Gruppenspannung durch eine einfache, spielerische Übung unterbrechen. Wir nutzen hierfür z. B. das Zuwerfen von Säckchen oder die Weitergabe von Klatschsignalen, die ein gewisses Maß an Aufmerksamkeit fordern und dadurch die Anspannung reduzieren helfen. Anschließend vergewissern wir uns über den Erfolg der Übung, verweisen auf deren Ressourcencharakter – mit eigenen einfachen Mitteln tätig werden – und fahren mit der Gruppenstunde fort.

Bessel van der Kolk sagt, das Wichtigste sei, dass Traumapatienten mit anderen Menschen neue gute Erfahrungen machen. Das ist wohl *der* Gewinn von Gruppentherapie! (Mündliche Mitteilung von Luise Reddemann)

Indikation

Welche Patienten eignen sich für die hier beschriebene Gruppentherapie und welche nicht?

Folgende Kriterien sprechen für eine Aufnahme in die Gruppentherapie:

- Hyperarousal und/oder dissoziative oder stark intrusive Symptomatik
- Motivation, an der Thematik aktiv mitzuarbeiten, was trotz der Tat-

sache, dass in der Gruppe nicht über traumatische Ereignisse gesprochen wird, damit verbunden ist, sich mit der eigenen Vergangenheit auseinanderzusetzen, weil diese innerlich stets wie ein Film in einem parallelen Monitor mitläuft.

- Ausreichend differenzierte Sprachkenntnisse, ohne die ein Verständnis der mitunter sehr komplexen Thematik nicht möglich ist.
- Bereitschaft, den Therapievertrag einzuhalten, was insbesondere therapiegefährdendes Verhalten, suizidales Kommunizieren oder gar Handeln ausschließt und die bewusste Entscheidung für »antidissoziatives« Handeln erfordert.
- Eine Borderlinesymptomatik mit Selbstverletzungsneigung wird in unserem Klinikkontext im Rahmen der Dialektisch-behavioralen-Therapie nach Linnehan behandelt.

Wichtig für unsere Arbeit ist, und dies sollte beachtet werden, wenn man dieses Konzept in einen institutionellen Rahmen integrieren möchte, dass das beteiligte therapeutische Team die Grundzüge der Arbeit kennt und mitträgt.

Dies setzt voraus, dass das therapeutische Team am besten im Rahmen von Fortbildungsveranstaltungen über die Grundzüge der Traumatherapie in Kenntnis gesetzt und geschult werden sollte, da nur so eine optimale Nutzung der vorhandenen Ressourcen möglich wird. So ist es unbedingt notwendig, dass jeder im Team mit dem Thema Dissoziation etwas anzufangen weiß und die den Patienten vermittelten Techniken des Dissoziationsstopps auch kennt und anwenden kann. Die Arbeit mit der Spannungskurve kann beispielsweise sehr gut von den Bezugspflegekräften übernommen werden. Auch sollten die Imaginationsübungen allen im Team bekannt sein, dies gilt insbesondere auch für den Nachtdienst, der mitunter erhebliche Krisen gemeinsam mit den Patienten meistert. Kriseninterventionen müssen jedoch zeitlich und inhaltlich begrenzt werden und dürfen nicht in Konkurrenz zur regulären Therapie treten.

Nicht zuletzt sollte niemand im Team die Existenz von Traumafolgestörungen bis hin zur Dissoziativen Identitätsstörung (multiplen Persönlichkeitsstörung) in Frage stellen.

Gestaltung der Gruppenatmosphäre

Unsere Position hinsichtlich traumatherapeutischer Gruppentherapie ist eindeutig: Die Gruppe soll als stabilisierend und unterstützend erlebt werden. Die Teilnehmerinnen sollten in einer möglichst angstfreien Atmosphäre die Erfahrung machen, dass in der gemeinsamen Auseinandersetzung neue Wege und Lösungen auffindbar sind.

Das primäre Augenmerk der leitenden Therapeuten liegt daher auf der gegenwärtigen Gruppenstimmung. Je nach emotionaler Befindlichkeit der einzelnen Gruppenmitglieder kann das gleiche Gruppensystem zu verschiedenen Zeiten sehr unterschiedliche Stimmungen erzeugen. Manchmal reicht die für alle spürbare Anspannung einer einzelnen Person, die sich innerhalb kürzester Zeit auf die ganze Gruppe überträgt! Die empathische Wahrnehmung dieser Stimmungen kann in der Therapie traumatisierter Menschen nicht feinfühlig genug sein und ist für das Gelingen einer Gruppenstunde unabdingbar. Die Therapeutinnen sollten die Gruppe sehr wach und aufmerksam beobachten und auch die eigenen Empfindungen und Gedanken reflektieren. Das multiperspektivische kotherapeutische Setting und auch die wachsame Analyse der eigenen Gegenübertragung sind notwendiger Bestandteil der therapeutischen Arbeit in der Gruppe. Je nach Einschätzung der Gruppenstimmung ist eine Anpassung der therapeutischen Prioritäten notwendig. Wird die Gruppe von emotionaler Anspannung und Angst beherrscht, bedarf es einer beruhigenden Intervention. Psychoedukative Inhalte sind dann nachrangig zu behandeln.

Beispiel

Schon während des Aufschließens des Gruppenraums fiel mir (Ch. S.) auf, dass die wartenden Patienten sich nicht wie gewöhnlich unterhielten und dann auch schweigend den Raum betraten. Schnell breitete sich eine gedrückte Stimmung aus und veranlasste mich, meinen Eindruck durch einen kurzen Blick zur Kotherapeutin zu validieren. Sie schien ähnlich zu empfinden, sodass ich die Gruppe mit den Worten einleitete: »Ich habe den Eindruck, dass Sie heute unter hoher Anspannung hergekommen sind, täusche ich mich da?« Fast alle Teilnehmer bestätigten die Vermutung durch einen kurzen Satz oder eine Geste. Da wir sehr um einen strukturierten Gruppenablauf bemüht sind, frage ich weiter: »Ist es Ihnen dennoch möglich, zunächst eine 3-minütige Achtsamkeitsübung durchzuführen?«

Wir holten von jeder Patientin die Zustimmung ein und begannen mit einer einfachen Übung. Im Anschluss überprüften wir, ob die vorherige Anspannung etwas mit der Gruppe zu tun hätte und ob es ihrer Einschätzung nach hilfreich sei, die Gruppenstunde zur Klärung zu nutzen. Alle bestätigten die diesbezügliche Notwendigkeit.

Es stellte sich heraus, dass es am Vorabend einen Konflikt zwischen zwei Gruppenmitgliedern gegeben hatte und dass eine dritte Beteiligte sich für die Eskalation des Konfliktes verantwortlich fühlte. Wir räumten der Klärung eine ganze Stunde Zeit ein. Jeder kam ausführlich zu Wort, wir moderierten und ermutigten zu einer konstruktiven Ausdrucksweise. Wir wertschätzten die unterschiedlichen Perspektiven und konnten den Konflikt schließlich auf ein kommunikatives Missverständnis zurückführen. Die Stunde wurde von allen Beteiligten als wertvolle Erfahrung empfunden.

Gruppengröße

Die Gruppengröße ist ein bedenkenswerter Faktor für das Gelingen einer Traumagruppentherapie. Wir streben eine Gruppengröße von 7–8 Teilnehmerinnen und Teilnehmern an. Die optimale Gruppengröße ist jedoch von verschiedenen Bedingungen abhängig und kann in einem anderen Kontext variieren.

Bedeutsam ist dabei die Raumsituation, die im ungünstigen Fall bereits Trigger sein kann: Es darf nicht beengt sein, und alle Beteiligten sollten sich gegenseitig sehen sowie einen freien Weg zur Tür haben. Der Raum darf aber auch nicht zu groß sein, da sonst kein behagliches Gefühl entstehen kann. Die Tür sollte geschlossen, aber auf keinem Fall abgesperrt sein. Störungen von außen, insbesondere laute Geräusche oder unerwartetes Anklopfen, müssen vermieden werden. Ein entsprechendes Türschild kann diesbezüglich nützlich sein. Wir haben uns auf den Impuls der Patientinnen hin dazu entschieden, an Tischen zu sitzen, die den Vorteil von mehr Schutz und Geborgenheit bieten. Das Sitzen im Stuhlkreis wurde teilweise als sehr unangenehm erlebt.

Weiterhin kommt es darauf an, ob die Gruppe geschlossen oder offen ist. Offen bedeutet, dass jederzeit neue Gruppenmitglieder hinzukommen können. Das offene Setting ist im Rahmen von Kliniken mit Aufenthaltszeiten von wenigen Wochen meist das einzig mögliche. Es verlangt von den Patientinnen allerdings immer wieder neu Vertrauensbildung und Beziehungsgestaltung. Eine Gruppengröße von 7–8 Patientinnen hat sich im offenen Setting bewährt. Eine geschlossene Gruppe, die über einen längeren Zeitpunkt mit den gleichen Patienten besetzt ist, kann möglicherweise mit mehr Teilnehmern funktionieren.

Schließlich ist die Gruppengröße von der Stabilität der Patienten abhängig. Je instabiler die Teilnehmer, umso kleiner sollte die Gruppe sein. Wird die Gruppe allerdings zu klein (< 4), gehen die Wirkfaktoren der Gruppe verloren.

Beispiel

Wir konnten fast immer erfreut feststellen, wie sich die Patientinnen der Stabilisierungsgruppe in recht kurzer Zeit anfreundeten und einander hilfreich unterstützten. Die Integration neuer Patientinnen gelang der Gruppe fast immer. Als sehr hilfreicher »Integrationsraum« dient dabei die Bezugsgruppe, in der sich die Patientinnen ohne Therapeuten treffen. Mehrfach konnten wir erleben, dass die verbindliche Teilnahme an der Bezugsgruppe unabdingbar ist. Wenn Patientinnen nicht zuverlässig an der Bezugsgruppe teilnehmen, wird dies als fehlende Wertschätzung erlebt und führt leicht zur Ausgrenzung. Die Bezugsgruppe wiegt diesbezüglich schwerer als die von Therapeuten gestalteten Gruppen.

Haltung der Gruppentherapeuten

Viele PTBS-Patienten haben bereits unerfreuliche Erfahrungen in medizinischen Institutionen gemacht. Der diesbezügliche »Klassiker« ist vermutlich die unempathische Notfallversorgung einer Selbstverletzung oder das Unverständnis für jegliche Form der Dissoziation. Traumatisierte Menschen fühlen sich häufig unverstanden und begegnen Helfern mit Skepsis. Gruppentherapeutinnen sollten den Patientinnen sehr freundlich, respektvoll und wertschätzend begegnen – und dabei authentisch bleiben. Unechte Freundlichkeit wird von traumatisierten Menschen sofort bemerkt und untergräbt die therapeutische Beziehung. Es sollte selbstverständlich sein, dass entsprechende Inkonsistenzen und Probleme in regelmäßiger traumaspezifischer Supervision zeitnah bearbeitet werden.

Die Gruppentherapeuten präsentieren die Gruppentherapie als Angebot und laden dazu ein. Die Patientinnen dürfen sich in Kenntnis der Rahmenbedingungen freiwillig und ohne Druck für das Therapieprogramm entscheiden. Ausprobieren ist erlaubt und ein bedingungsloser Ausstieg aus dem Programm jederzeit möglich. Unser Gruppenprogramm basiert auf der Hoffnung, hilfreich zu sein. Ob dies zutrifft, kann nur jeder selbst entscheiden.

Die Therapeuten sollten weder sehr abstinent und zurückhaltend noch instruktiv oder gar manipulativ sein. Dominantes Verhalten ist mit Traumatherapie nicht zu vereinbaren, da es in der Regel Angst und in der Konsequenz Unterwerfung oder Flucht auslöst. Die Gruppenteilnehmer sollten sich sicher und frei fühlen. Eine wachsame und dynamische Anpassung der therapeutischen Aktivität an die aktuelle Gruppendynamik ist hilfreich. Patienten, die unbeteiligt sind oder abwesend wirken, sollten angesprochen werden. Im Idealfall wäre die Aufmerksamkeit der Therapeuten auf alle Gruppenmitglieder gleich verteilt. In jedem Fall sollte die Haltung der Therapeuten Sicherheit vermitteln. Auch gemeinsames Lachen kann diesbezüglich hilfreich sein.

Das Verhalten der Therapeutinnen sollte transparent und einschätzbar sein. Dazu trägt ein hoher Strukturierungsgrad der Gruppengestaltung bei. Hinweise auf die zeitliche Ausdehnung der Übungen sind hilfreich, Erklärungen und Ankündigungen des eigenen Verhaltens wünschenswert: wenn man zum Beispiel aufstehen möchte, um ein Fenster zu öffnen.

Hinsichtlich der sprachlichen Ausdrucksweise ist es natürlich erforderlich, eine Passung herzustellen. Die Sprache der Therapeuten sollte einfach und mit vielen Beispielen und Metaphern versehen und der Aufmerksamkeitsspanne der Patientinnen angepasst sein. Wir fragen dennoch häufig nach, ob das Besprochene verständlich ist. Gedanken müssen wiederholt und Meinungen diskutiert werden. Die Patienten sollten vor allem in ihrem Selbstwertgefühl gestärkt werden. Das erfordert oft auch die Öffnung und wertschätzende Konnotation anderer Sichtweisen.

Beispiel

Ein häufiger Diskussionspunkt ist die Antwort auf die Frage, ob Dissoziation durch frühzeitige Spannungsregulation vermeidbar ist. Wir behaupten, dass es möglich ist. Aber es macht keinen Sinn, starr bei diesem Standpunkt zu bleiben. Wie können letztendlich nur von unserer tatsächlichen Erfahrung berichten, dass viele Patienten diesbezüglich Kontrolle zurückgewonnen haben. Nicht selten berichten Patientinnen am Ende eines Aufenthaltes, dass ihnen genau das gelungen ist!

Bedeutung von Rahmung und (Zeit-)Struktur

Wir halten eine möglichst klare zeitliche und organisatorische Struktur aller Elemente des Gruppenprogramms für hilfreich. Stabilisierungsgruppe und Bezugsgruppe beginnen mit einer Achtsamkeitsübung und enden mit einer Imagination. Nach der Achtsamkeitsübung fragen wir nach aktuellen Anliegen, schlagen das Thema der Stunde vor und besprechen gegebenenfalls die zeitliche Aufteilung der Stunde. Wir bemühen uns um einen pünktlichen Beginn und Schluss. Wir bitten die Patienten um entsprechende klare Gestaltung der Bezugsgruppe: Sie sollte zeitlich ebenso klar begrenzt sein und im vorgesehenen Raum stattfinden. Die Therapie sollte für die Teilnehmer möglichst wenig Unwägbarkeiten enthalten und vorhersehbar sein. Traumatisierte Menschen mussten meist lange Zeiten in Angst aushalten, in denen sie nicht wussten, was passiert, und keine Kontrolle über das Geschehen hatten. Sie fühlen sich wesentlich besser in kontrollierbaren Situationen.

Beispiel

Eine spontane Verlegung der Bezugsgruppe an einen anderen Ort oder eine Ausdehnung der vorgegebenen Zeit empfehlen wir nicht. Entsprechende Versuche unserer Patienten endeten meist negativ. Beispielsweise wollten einige Patientinnen die Bezugsgruppe statt im Gruppenraum in einem Café abhalten. Eine Patientin hatte Angst, das Klinikgelände zu verlassen, konnte das aber nicht artikulieren. Sie ging nicht mit ins Café und fühlte sich ausgegrenzt.

Das Verlassen der Gruppensitzung

Alle Patienten haben die Möglichkeit, in für sie schwierigen Situationen die Gruppensitzung kurzfristig zu verlassen, z. T. werden sie dabei von einer Therapeutin begleitet, die klären hilft, welche Unterstützung notwendig ist und den Wiedereinstieg in die Gruppe erleichtern soll. Diese grundsätzliche Möglichkeit ist für viele Patienten sehr entlastend, haben sie doch leider allzu oft erlebt, unerträglichen Situationen nicht entrinnen zu können. Die Regelung trägt mit dazu bei, dass von ihr gar nicht so häufig Gebrauch gemacht wird.

Auf der anderen Seite bedeutet jedes Hinausgehen eine Unterbrechung für alle mit vielfältigen Implikationen! Eine Patientin formulierte es einmal folgendermaßen: »Immer wenn einer rausgeht, verlässt auch ein Teil von mir die Gruppe.« Was sie damit sagen wollte, war Folgendes: Einerseits beschäftigte sie die Befindlichkeit der Mitpatientin verbunden mit der Frage, ob sie irgendwie helfen könne, andererseits kreisten ihre Gedanken darum, ob vielleicht sie selbst mit irgendeiner Äußerung dazu beigetragen haben könnte, dass ein anderer die Gruppe verlassen muss, mit anderen Worten: Schuldgefühle, ohnehin bekannte Begleiter, meldeten sich! Und schließlich tauchten auch Gedanken auf wie: »mir ist manchmal auch danach …« Dass all dies vom weiteren Gruppengeschehen ablenkt, versteht sich von selbst!

Eine weitere Beobachtung erschwert den Umgang mit dieser Thematik: Verlässt erst einmal die erste Patientin den Raum, folgen oft weitere! Dies wird therapeutischerseits begünstigt durch die Tatsache des begleiteten Verlassens und der damit verbundenen Zuwendung, die im Sinne der Verstärkung den unbewussten Wunsch eben einer solchen Zuwendung auch bei anderen induzieren kann. Andererseits beobachten wir manchmal in unterschiedlichen Kontexten ein Mimikry-Phänomen, d. h., eine bestimmte Verhaltensweise wird von anderen aufgegriffen und nachgeahmt.

So erlebten wir, dass eine Patientin mehrfach derart heftig dissoziierte, dass sie jeweils wie ein gefällter Baum zu Boden stürzte. Dieses Verhalten nahm im Laufe der Zeit deutlich ab und spielte zuletzt in der Gruppe keine Rolle mehr. Als sie sich dann vor der Abreise verabschiedete, kam es nach dem Ende ihrer letzten Gruppenstunde zu einem eindrucksvollen Ereignis: Eine andere Patientin dissoziierte auf genau die gleiche Weise beim Verlassen der Gruppensitzung im Türrahmen! Oftmals haben wir den Eindruck, dass derartige Phänomene auch etwas mit einer unausgesprochenen Konkurrenz um die »kränkeste« Position innerhalb der Gruppe zu tun haben, der nur durch wiederholte Wertschätzung aller an der Gruppe Beteiligten begegnet werden kann. Ganz vermeiden lassen wird sich dadurch ein solches Konkurrieren nicht.

Wieder tut sich ein Dilemma auf: Soll man das Verlassen der Gruppensitzung möglichst vermeiden, oder nimmt man die Störung, die es immer bedeutet, in Kauf? Wir halten einen dritten Weg für hilfreich – die Metakommunikation, d. h., wir sprechen die hier geschilderte Problematik an und ermöglichen es damit der Gruppe, über die eigenen inneren »Zwickmühlen« zu sprechen: Ist es in Ordnung, der Gruppe mein Hinausgehen zuzumuten? Bin ich schuld an der Reaktion des anderen (wobei wir hier regelhaft erklären, dass jede noch so harmlose Äußerung zu einer solchen Reaktion führen kann und deshalb nicht vermeidbar ist, ja nicht einmal vermieden werden sollte, da hierdurch die Möglichkeit entsteht, auf Trigger anders als bisher zu reagieren)? Sollte ich unter Umständen auch Schwierigkeiten aushalten und damit bewältigen lernen, die ich bisher gemieden habe? Auf diese Weise löst sich das beschriebene Dilemma auf und erweitert die Sichtweise auf bisher einseitig problematisierte Befindlichkeiten oder Symptome!

Metakommunikation

Ambivalenzen (»Zwickmühlen«) lassen sich nur auflösen, wenn man sie benennt und über sie redet. Sie entspringen in der Regel den begrenzten Spielräumen unseres Denkens und Fühlens und haben viel mit Loyalität zu tun. »Ich will dir, meinem Mitpatienten, nicht wehtun, ich sehe die Situation zwar anders, halte aber meine Sichtweise zurück, damit ich dich nicht mit etwas verletze, von dem ich annehme, dass es dich verletzt.« So oder noch viel komplizierter sehen Gedankengänge von vielen Menschen aus. Defensive, häufig krank machende Verhaltensweisen sind die Folge. Traumatisierte Patientinnen können von solchen oder ähnlichen inneren Dialogen »ein Lied singen«. Sie sind meist mit den traumaauslösenden Situationen mehr oder weniger eng verbunden.

Darüber zu reden ist somit in doppelter Weise ein Musterwechsel: das Schweigen wird gebrochen, und eine neue, dritte Lösung häufig im Sinne des Sowohl-als-auch wird sichtbar. Metakommunikation ermöglicht Patienten, im gedanklichen Innenraum neue Wege zu beschreiten, und verhandelt diese gleichzeitig öffentlich am »Gruppentisch«. Auch hier wird wieder deutlich, dass eine solche Erfahrung nur in einer begleiteten Gruppe gemacht werden kann und nicht in einer noch so hilfreichen Einzeltherapie.

Konflikte zwischen Gruppenmitgliedern

Patienten mit einer komplexen PTBS leiden unter hoher emotionaler Anspannung und empfinden gelegentlich die (räumliche) Nähe zu anderen Menschen als Stressor. Die Gruppensituation ist für traumatisierte Menschen per se eine Herausforderung. Die Regulation der emotionalen Anspannung ist erklärtes Ziel der Therapie und nicht von Anfang an vorhanden. Es ist daher zu erwarten, dass Patienten in Krisen geraten und auf dysfunktionale Verhaltensweisen zurückgreifen, die zu Konflikten führen. Selten treten solche Situationen auch im Rahmen der Gruppenstunde auf. In diesem Fall ist ein strukturierendes und entschiedenes Verhalten der Therapeutinnen notwendig, das klar auf die Einhaltung des Behandlungsvertrages rekurriert: Freundliches, respektvolles und wertschätzendes Verhalten ist eine notwendige Voraussetzung für das Gelingen der Gruppe. Laute verbale Äußerungen sind nicht tragbar, da diese in traumatisierten Menschen häufig unmittelbar Dissoziationen oder Flashbacks auslösen.

Patientinnen, die sich an diese Gruppenregeln nicht halten können, müssen aufgefordert werden, die Gruppe zu verlassen. Gab es eine Konfliktsituation, ist im Anschluss meist eine Nachbesprechung erforderlich. Die Therapeuten erklären die Notwendigkeit ihres strukturierenden Verhaltens und können ihrer inneren Ambivalenz Ausdruck verleihen. Krisensituationen können sinnvoll genutzt werden, indem sie als aktuelle Beispiele für die Kapitel Emotionsregulation oder Persönlichkeitsanteile dienen. So können die einzelnen Patienten beispielsweise gefragt werden, welche Gefühle ausgelöst und inneren Anteile aktiviert wurden. Die Antworten können dann am Flipchart auf einer »Inneren Bühne« notiert werden.

Häufiger, als dass Konflikte offen ausgetragen werden, kommt es vor, dass bestehende Konflikte zwischen Patienten in der Gruppe nicht benannt werden, aber »atmosphärisch« wahrnehmbar sind. Vielen traumatisierten Menschen sind tabuisierte Konflikte aus der familiären Vergangenheit wohlbekannt. Sie mussten beispielsweise mit den Konfliktparteien oder Tätern am Tisch sitzen, nahmen Anspannung wahr, haben dabei emotionale Grenzzustände erlebt, durften oder konnten aber nichts sagen. Vergleichbare Situationen führen im späteren Leben schnell in unaushaltbare Gefühlszustände und schließlich zur Dissoziation. In der Gruppentherapie liegt hier die Chance, neue Lösungswege zu finden, statt in alte dysfunktionale Verhaltensmuster zurückzufallen. Entsteht also die Vermutung, dass es aktuell Konflikte gibt, sollten die Therapeuten vorsichtig nachfragen. Eine kurze Befindlichkeitsrunde oder das Verbalisieren der eigenen Wahrnehmung kann hierbei hilfreich sein. Trifft die Vermutung zu, kann eine moderierte und respektvolle Klärung der unterschiedlichen Perspektiven im Rahmen der Gruppe eine sehr wertvolle Erfahrung sein, die als Modell für die zukünftige Konfliktlösung dienen kann.

Eine Konfliktursache im Rahmen der Gruppendynamik kann Rivalität sein. Einzelne fühlen sich vielleicht benachteiligt, zu wenig beachtet oder denken, dass andere bevorzugt behandelt werden. Es kann auch sein, dass jemand in der Gruppe eine zu dominante Führungsrolle übernimmt und von anderen als übergriffig erlebt wird. Ein anderer Grund kann die Wahrnehmung eigener ungeliebter Persönlichkeitsanteile im Verhalten der anderen sein. Die Gruppe wirkt häufig wie ein Spiegel, der die Teilnehmer mit den eigenen inneren Konflikten konfrontiert.

Beispiel

Eine Patientin kam aufgrund ausgeprägter Zwangssymptome häufig zu spät oder gar nicht zu den Gruppenterminen. Die zuständigen Therapeuten gewährten ihr einen höheren Spielraum als die Gruppe selbst. Eine offene Besprechung förderte Gedanken zutage, die Patientin würde sehr bevorzugt. Die Patientin versprach, in Zukunft pünktlich zu sein. Als sie dann doch nicht wie vereinbart zur Bezugsgruppe erschien, aber später bei einer anderen Aktivität gesehen wurde, war die Gruppe nicht mehr willens, die Patientin zu integrieren.

Frauen und Männer in der Gruppe

Zunächst begannen wir das hier beschriebene Gruppentherapiekonzept ausschließlich mit betroffenen Frauen. Wir taten dies aufgrund der Tatsache, dass die meisten komplex Traumatisierten ihr Leid meist durch Männer zugefügt bekamen, sodass wir ihnen deswegen bewusst einen Schonraum zugestehen wollten. Auf der anderen Seite wollten auch wir uns als Therapeuten zu Beginn eines solchen Projektes bewusst mögliche Schwierigkeiten, die durch Übertragungs- und Gegenübertragungsphänomene entstehen, ersparen.

Nach über zwei Jahren positiver Erfahrung mit unserem Therapiekonzept und aufgrund der Tatsache, dass im breiten Patientenspektrum unserer Klinik natürlich auch betroffene Männer behandelt werden wollten, entschlossen wir uns zu einer Öffnung der Gruppe. Wir taten dies erstens, weil wir es uns nun zutrauten und gespannt auf die dadurch angestoßenen neuen Erfahrungen waren, zweitens, weil wir es angemessen fanden, auch Männern dieses Therapieangebot anzubieten, und drittens, weil wir dadurch insbesondere den betroffenen Frauen die Möglichkeit eröffnen, neue, die bisherigen Annahmen korrigierende Erfahrungen zu machen. Dieser Schritt hat sich bewährt, wobei unsere bisherige Erfahrung sich nur auf zwei Männer bei einer maximalen Gruppengröße von acht Teilnehmern in die Gruppe bezieht.

Sicherlich gibt es Frauen, für die die Sicherheit einer reinen Frauengruppe bedeutsamer ist als die Lernerfahrung mit Männern als Gruppenmitglieder. Für manche kann dies dann auch ein zweiter Schritt sein, nachdem ausreichend positive Erfahrung in einer Frauengruppe gemacht wurde.

Unserer Erfahrung nach ist die Haltung des behandelnden therapeutischen Teams für das Gelingen entscheidend. Bestehen Vorbehalte oder gar Ängste, werden diese von den Patienten gespürt und zumindest implizit thematisiert. Dies kann sich z. B. darin zeigen, den männlichen Mitpatienten in der Bezugsgruppe auszugrenzen. Sollten derartige Vorbehalte bestehen, müssen sie ernst genommen werden. Entweder wächst das eigene Zutrauen durch Intervision und Supervision, oder aber die Gruppe sollte nur für Frauen angeboten werden.

Die Rolle von Intervision und Supervision

Unser Traumatherapiekonzept würde vermutlich nicht so gut etabliert sein, wären wir nicht bis heute durch eine fachlich fundierte traumatherapeutische Supervision begleitet worden. Sie dient unterschiedlichen Zwecken: Fallbezogene Einzelfall-Supervison unterstützt insbesondere den Einzeltherapeuten und die am Therapieprozess beteiligten Teammitglieder, die Reflexion des gruppentherapeutischen Prozesses hilft, das interaktionelle Geschehen besser zu verstehen und mögliche Interventionen für die Gruppe als Ganzes vorzubereiten, und schließlich dient in unserer Klinik die Supervision auch der Vertiefung traumarelevanter Themen für das gesamte Klinikteam, das stets eingeladen ist, an der Supervision teilzunehmen.

Das Team, das sich aus den direkt an der Behandlung beteiligten Kollegen und Kolleginnen zusammensetzt, trifft sich darüber hinaus bei Bedarf zur Intervision. Einmal wöchentlich tauschen wir uns kurz vor unserer Morgenbesprechung über den aktuellen Verlauf aus oder teilen uns Wichtiges direkt über E-Mail mit.

Schweres und Leichtes

Obwohl bei Weitem nicht alle Mitarbeiterinnen und Mitarbeiter des therapeutischen Teams unserer Klinik unmittelbar mit Traumapatienten arbeiten, hat sich der Nutzen traumatherapeutischer Ideen, Haltungen und Interventionen für alle Mitarbeiter und indirekt auch für die vielen anderen Patientinnen unserer Klinik als äußerst nützlich und hilfreich erwiesen.

Die Traumatherapie weitete unseren Blick für Ressourcen und Resilienz, vielleicht besonders deswegen, weil das Schwere das Gegengewicht des Leichteren braucht – für die Patientinnen und die Therapeuten. Diese so einfache, aber nicht simple Sichtweise entlastet alle. Durch den »Schwenk des Scheinwerferspots« auf die Ressourcenseite kann eine bedrückende Atmosphäre oder ein schweres Thema innerhalb kürzester Zeit verändert werden. Dadurch können sich Therapeutinnen und Patientinnen gleichermaßen entlasten und gleichzeitig lernen, dass es neben dem Schweren auch noch Leichteres gibt. Dieser »Schwenk« setzt eine bewusste Entscheidung voraus: »So, jetzt möchte ich Sie nach all dem Belastenden einladen, das innere Programm zu wechseln! Können wir uns zusammen noch etwas Zeit dafür nehmen, was heute dennoch gelungen ist?«

Die Haltung von Wertschätzung und Respekt für die Überlebenskunst des Einzelnen, für die vielleicht schon vielen zurückgelegten Umwege und Abwege des Lebens erleichtert den Beziehungsaufbau mit jedem Patienten. Somit haben sich ein dialektisches Vorgehen, ein ständiges Pendeln zwischen den Polen Trauma und Bewältigung, Last und Freude, Schwerem und Leichterem entwickelt, die zu einer grundsätzlichen Haltung von Psychotherapie in unserer Klinik geworden sind.

Imaginationsübungen haben längst Einzug gehalten in das Gesamtbehandlungskonzept unserer Klinik, sie erweisen sich in vielen Krisensituationen, z. B. für das Pflegepersonal im Nachtdienst, als wertvolle Hilfe, sie werden in der Kunst- und Körpertherapie gemalt bzw. gestaltet und ergänzen damit auf wertvolle Weise den Therapieerfolg, weil sie das Vorgestellte noch mehr ins Erleben führen, und dienen nicht zuletzt uns Therapeuten als wohltuende Psychohygiene!

Andere Übungen zur Spannungsregulierung lassen sich unproblematisch für andere Patienten nutzen. Und nicht zuletzt hat die gesamte Achtsamkeitspraxis eine weite Verbreitung in der Psychotherapieszene gefunden, die nicht mehr ausführlicher kommentiert werden muss!

Therapeutisches Spektrum

Die neurobiologischen Erkenntnisse von Traumaverarbeitung im Hinblick auf Selbstberuhigungskompetenz, Stressverarbeitung und Erregbarkeit sowie Beziehungsgestaltung haben dem Therapieverständnis insgesamt große Fortschritte gebracht. Wir wissen mittlerweile viel über das Lernfenster für optimale therapeutische Interventionen, das sich auf einem nicht allzu breiten Grat zwischen Über- und Untererregung befindet. Herrscht zu große Anspannung, wird kaum etwas von dem, worum was es uns inhaltlich geht, bei unseren Patientinnen ankommen. Schaffen wir es nicht, wenigstens ein bisschen Neugier zu wecken, bleibt das meiste ungehört! Gleichzeitig haben die Expositionsmethoden wie EMDR, das Vorgehen nach dem BASK-Modell oder die Screentechnik das therapeutische Spektrum insgesamt enorm erweitert, da sie sich auch für andere Störungsbilder oder Probleme einsetzen lassen. Andere, weniger bekannte Methoden wurden entwickelt wie beispielsweise das TRIMB, mit weiteren Neuerungen ist in Zukunft zu rechnen.

Nicht zuletzt hat sich die Arbeit mit Persönlichkeitsanteilen (Egostate-Modell, Seitenmodell, Modell der inneren Familie u. a.) als Modell für erfolgreiche Therapie etabliert und therapeutische Prozesse verständlicher und z. T. leichter gemacht. Ambivalenzen können auf diese Weise besser verstanden und gehandhabt werden, Symptome und Störungen mit diesem Denken wohlwollender betrachtet und damit z. T. auch schon gelöst werden. Wenn unterschiedliche Seiten oder Anteile wie in einem Orchester jeweils zu ihrer Zeit »ins Spiel kommen« dürfen, kann aus der anfänglichen Kakophonie eine harmonisch klingende Orchestersuite werden. So betrachtet, bleibt Unterschiedlichkeit nicht länger ein Problem, sondern kann sich zu einer wechselseitig ergänzenden Vielfalt entwickeln.

Dieses Denken kann alle Patienten, ganz gleich mit welchem Störungsbild – und die Therapeuten –, gleichermaßen bereichern!

2. Das Therapiekonzept

Im Folgenden möchten wir konkreter in die Nutzung des »Arbeitsbuchs« einführen, Erfahrungen mit den unterschiedlichen Kapiteln schildern und auch auf Schwierigkeiten eingehen, die wie so häufig im Detail liegen und nicht auf den ersten Blick ersichtlich sind.

Dieser Teil ersetzt ebenso wenig wie die Informationen im »Arbeitsbuch« eine eigene intensive traumatherapeutische Ausbildung. Um die hier beschriebenen Informationen zu vermitteln, aber insbesondere, um mit ihnen im Rahmen einer immer wieder von Überraschungen und »Störungen« begleiteten Gruppentherapie professionell, gelassen und flexibel umgehen zu können, ist fundierte psychotherapeutische Erfahrung und traumatherapeutisches Wissen erforderlich.

Zukunftsorientierung

Die Zukunftsorientierung steht absichtlich am Anfang des Arbeitsbuchs, sie stellt einen Kontrapunkt zu den üblichen Erwartungen dar, dass es zunächst um die Erkrankung, ihre Auswirkung und Behandlung gehen sollte. Selbstverständlich wird dem im Weiteren auch viel Raum geschenkt. Mit dem Blick nach vorne möchten wir allerdings ganz bewusst zu einer Gegenbewegung einladen: Was könnte sein, was motiviert mich, wohin könnte und sollte die Reise gehen, wofür lohnt sich der Einsatz …?

Damit geht es implizit auch um Therapieziele, die für die Psychotherapie im Allgemeinen und Traumatherapie im Besonderen zunehmend in den Blickpunkt geraten. Sie geben Orientierung und Halt, stellen gewissermaßen ein Geländer dar, an dem man durch schwierige therapeutische Phase geleitet wird. Sie sollten konkret genug, realisierbar, gleichzeitig realistisch und überprüfbar sein. Etappenziele sind sinnvoll und können einen ermutigenden Zwischenstand anzeigen.

Aus einer systemischen Haltung heraus möchten wir den Blick auf

Veränderungsmöglichkeiten richten, auf das, was anders und eben nicht immer wieder gleich (belastend) ist. Traumatische Erfahrungen haben häufig den Blick auf negative Erwartungen verengt, die durch leider nur zu oft erneute negative Erfahrungen bestätigt werden. Die Offenheit für Neues schwindet, was sich neurophysiologisch schon in einer deutlich eingeschränkten Orientierungsreaktion widerspiegelt. Ich muss bewusst auf das achten lernen, was auf gute, positive Weise anders ist, um es wahrzunehmen!

Hierzu möchten wir einladen und ermutigen.

Wir machen immer wieder die Erfahrung, wie schwierig gerade diese Stunde ist, egal, zu welchem Zeitpunkt sie stattfindet (die Gruppe ist offen gestaltet, sodass jederzeit ein Einstieg möglich ist). Dies hat sicherlich damit zu tun, dass derartige Fragen ungewohnt sind und einen Perspektivenwechsel verlangen, und in einem gewissen Gegensatz zu dem Wunsch vieler Patienten stehen, in ihrem Leid wahrgenommen und wertgeschätzt zu werden. Implizit ist auch die Frage aufgeworfen, ob ein Verlassen der Opferposition dem Täter im Nachhinein recht gäbe und einem selbst etwas fehlte.

In keiner Weise darf bagatellisiert werden, dass traumatisierte Patienten Opfer sind! Veränderung gelingt allerdings am besten aus der Position des Handelns!

Das kann verunsichern und Angst machen, verbunden mit der Frage, was macht mich aus, wenn das, was bisher mein Leben bestimmt hat, (etwas) in den Hintergrund tritt?

Als Therapeuten sollten wir dabei immer auch im Blick haben, ob nicht vielleicht dem Helfersystem der Patientinnen (Psychotherapeuten, Ärztinnen, Sozialarbeiterinnen, Seelsorger etc.) eine besondere Bedeutung zukommt. Die Beschäftigung mit einer weniger beeinträchtigten Zukunft löst unter Umständen Ängste vor dem Alleinsein aus, die unbedingt besprochen werden müssen.

Achtsamkeit, Freudetagebuch, Imagination und Qigong

Die im Arbeitsbuch dann folgenden Kapitel über Achtsamkeit, Freudetagebuch, Imaginationsarbeit sowie Qigong knüpfen hieran an. Sie enthalten praktische und pädagogisch erklärende Hinweise über aus unserer Sicht basale Grundlagen traumatherapeutischer Arbeit, die alle zum Ziel haben, die Selbstwirksamkeit und Selbstberuhigungskompetenz der Betroffenen zu stärken. Sie wollen zu Alltagsbegleitern werden und haben deshalb auch in jeder Gruppenstunde wieder ihren festen Platz.

Während die Achtsamkeitspraxis den Blick auf das Hier und Jetzt richten hilft und die Selbstwahrnehmung fördert (Wie geht es mir eigentlich in diesem Moment, bin ich wieder in einem »alten Film« und was brauche ich jetzt?), will die Arbeit mit dem Freudetagebuch die Wahrnehmung für die positiven Aspekte des Lebens trotz allem Schweren schärfen. Die Arbeit mit der inneren Vorstellungskraft (Imagination) schließlich lädt zur aktiven Gestaltung des eigenen Lebens(innen)raums ein! Qigong wiederum möchte dazu beitragen, Erfahrungen von Sicherheit, Geborgenheit und Freude im Körpererleben zu verankern.

All dies sind wesentliche Voraussetzungen für unterschiedliche Schritte der Traumaexposition, die ohne eine sichere Basis dieser Fähigkeiten nicht gelingt.

Sicherheit

Dieses Kapitel soll die Patientinnen ermutigen, ihre aktuelle Lebenssituation hinsichtlich ihrer äußeren Sicherheit zu überdenken. Eine gewaltfreie Lebenssituation wird in der Regel als Grundvoraussetzung für traumatherapeutische Arbeit angenommen. Im Rahmen unserer klinischen Arbeit müssen wir allerdings nicht selten feststellen, dass Patientinnen immer noch oder wieder in potenziell (re-)traumatisierenden Beziehungen leben oder zumindest nicht wirklich vor Übergriffen geschützt sind. Wir erarbeiten in der Stunde unsere Vorstellungen von Sicherheit und stellen mitunter eine wesentlich weiter gefasste Definition auf Patientenseite fest: Beispielsweise werden Verhaltensweisen des Partners toleriert, die aus unserer Perspektive untragbar sind. Hier kann die Gruppe ein Korrektiv sein und in einem weiteren Schritt zum Selbstschutz ermutigen. In einzelnen Fällen kann es vorkommen, dass eine Vernetzung mit schützenden Opferorganisationen am Wohnort oder andere Maßnahmen von uns initiiert werden müssen.

Das Thema Sicherheit ist häufig eine anspruchsvolle Stunde. Neben unserer ethischen Verpflichtung, über weiterhin traumatisierende Lebensbedingungen nicht hinwegsehen zu dürfen, ist das Thema jedoch auch für die Therapie unmittelbar bedeutsam. Patienten, die zu Hause nicht wirklich sicher sind, können sich nur schwer auf die Therapie einlassen. Die Angst ist in diesen Fällen kein Symptom, sondern eine adäquate Reaktion, die zum Selbstschutz notwendig ist. Es würde keinen Sinn machen, diese angemessene Angst zu reduzieren. Vielmehr geht es darum, die Angst zu »verflüssigen« und z. B. in Aggression zu verwandeln, die es den Betroffenen ermöglicht auszubrechen. Dieser Schritt gelingt in der Gruppe in der Regel recht gut.

Resilienz

Um die Widerstandsfähigkeit geht es im Rahmen von Traumatherapie immer wieder, ihr ist das Überleben an sich zu verdanken, und doch ist die eigene Resilienz den Patientinnen in der Regel nicht bewusst. Deswegen richten wir mit diesem Kapitel die Aufmerksamkeit bewusst darauf und nutzen gleichzeitig den Verstärkereffekt der Gruppe. Immer wieder sind wir erfreut darüber, wie sehr der Austausch darüber unsere Patienten ansteckt. Der aus der Neurobiologie bekannte Priming-Effekt wird sichtbar: Fängt erst einmal einer an zu erzählen, fallen den anderen ihrerseits Erfahrungen von erfolgreichem »Widerstand« ein. Die Gruppenatmosphäre ändert sich spürbar und schafft damit gleichzeitig den Boden dafür, sich nun wieder einem schweren Thema zuzuwenden.

Bezugsgruppe

Die Bezugsgruppe stellt eine weitere Besonderheit unseres Konzepts dar, da sie den Selbsthilfegedanken konkret aufgreift und ihn im Gesamtkonzept verankert. Die Patienten treffen sich einmal wöchentlich ohne Behandler, um in der Regel an den Arbeitsblättern, die zu jeder einzelnen Stunde des Arbeitsbuchs zur Verfügung stehen (siehe dort), gemeinsam zu arbeiten. Auch diese Gruppenstunde ist gerahmt von Achtsamkeit und Imagination und stellt somit ein vertrautes Element dar.

Diese Gruppe wird von den Patienten als wesentlicher Bestandteil des Behandlungskonzeptes wertgeschätzt, der Austausch ist ungezwungener, das Erleben von Nicht-allein-Sein mit der Traumathematik unmittelbarer, obwohl auch hier darauf geachtet wird, dass nicht über Traumatisches gesprochen wird.

Falls in der Bezugsgruppe Konflikte entstehen, können diese in der nächsten Gruppenstunde thematisiert werden. Dazu fragen die Therapeuten regelhaft nach dem Verlauf der letzten Bezugsgruppe. Dennoch ist glücklicherweise die Befürchtung unbegründet, dass sich traumatisierte Patienten nicht ohne Therapeutinnen unterstützen könnten. Dies lässt sich vielleicht auch daran erkennen, dass sich aus dem bestehenden Behandlungskonzept schon am Anfang unserer Arbeit eine bis heute fortlaufende Selbsthilfegruppe gegründet hat, die sich regelmäßig in den Räumen unserer Klinik trifft und sich an den Grundlagen des Arbeitsbuchs orientiert (siehe hierzu auch die Rückmeldungen unserer Patientinnen im Kapitel III dieses Buches).

Selbsthilfe stärkt die eigene Resilienz, indem sie zum Mitgestalten einlädt und Verantwortungsübernahme fördert. Wer z. B. die Achtsamkeitsübung oder die Imagination anleitet, erlebt dabei ein kleines Erfolgserlebnis. Die Bezugsgruppe vermittelt sehr unmittelbar ein Gefühl von Zugehörigkeit, das viele kaum kennen und das an sich bereits einen hohen Wert darstellt. Dieses Gemeinschaftserleben geht oftmals mit humorvollem Erleben einher, das man sich bei Anwesenheit von Therapeuten gerne »verkneift«, auch wenn wir durchaus humorvolle Momente in der Gruppe kennen. Selbsthilfe weist über den gegenwärtigen therapeutischen Kontext hinaus und stellt somit einen wichtigen Brückenschlag in die Zeit nach Beendigung von Therapie, stationärer oder auch ambulanter, dar. Sie vermittelt ein wenig von dem Gefühl: Auch ohne Therapie wäre ich nicht allein!

Posttraumatische Belastungsstörung

Schon das Besprechen der einfachen Symptomatik der PTBS verläuft nicht ohne Anspannung und muss manchmal durch Übungen zur Spannungsregulation unterbrochen werden. Insbesondere das Thematisieren der Hyperarousal-Symptomatik ist häufig von Aha-Erlebnissen begleitet: »ach so ist das mit meiner permanenten inneren Unruhe«, »dass man nur mit Fernseher oder Radio schlafen kann, kennen andere auch« etc.

Eine besondere Herausforderung an die Gestaltung der Gruppe stellt dann allerdings die Thematik der komplexen PTBS dar, weil hier all die Symptome zur Sprache kommen, die die Persönlichkeit und ihre Schwierigkeiten mit den eigenen Gefühlen, dem eigenen Körper und den Beziehungen zu anderen betreffen. Wir bewegen uns hier phänomenologisch in der Dimension von Persönlichkeitsstörungen.

Dissoziation

Es ist möglich, dass dissoziative Symptome im Rahmen der Gruppentherapie auftreten. Die Therapeuten sollten sehr aufmerksam auf hohe emotionale Anspannung und entsprechenden körpersprachlichen Ausdruck achten. Häufig reicht eine frühzeitige Ansprache der Patientinnen, um eine Dissoziation zu vermeiden. Ist sie allerdings durch Ansprache nicht mehr zu erreichen, muss die Gruppe unterbrochen werden, um der Betroffenen bei der Auflösung der Dissoziation zu helfen. Im Idealfall wurde mit der Patientin im Vorfeld bereits besprochen, was im Fall der Dissoziation hilfreich ist und was helfende Personen auf keinen Fall tun sollten.

Gelegentlich ist es notwendig und sinnvoll, wenn eine der beiden Gruppentherapeuten gemeinsam mit der Patientin den Raum verlässt, bis eine Beruhigung eingetreten ist. In diesem Fall sollte allerdings eine kurze Nachbesprechung der Situation in der Gruppe stattfinden.

Es kann vorkommen, dass das einmalige Auftreten einer Dissoziation im Gruppenrahmen in den nächsten Gruppenstunden eine Welle dissoziativer Symptome auch bei anderen Patienten auslöst. Diese sollten immer ernst genommen werden. Ein unaufgeregtes und sicheres Auftreten seitens der Therapeuten trägt dann zur allgemeinen Beruhigung bei. Es ist hilfreich, gemeinsam mit der Gruppe über die Gründe der hohen Anspannung zu sprechen und u. U. Zeichen zu vereinbaren, die signalisieren, dass jemand Unterstützung benötigt. Es bietet sich natürlich an, die entsprechenden Kapitel (Dissoziation und Therapie der Dissoziation) durchzuarbeiten.

Persönlichkeitsanteile

Viele komplex traumatisierte Patientinnen erleben sich zeitlich oder situativ bedingt sehr unterschiedlich. Wir bieten hierfür das Denkmodell »innerer Persönlichkeitsanteile« an. Die Thematisierung dieses Phänomens in der Gruppe bedeutet dann häufig eine Entlastung, da es von uns »normalisiert« wird. Die Besprechung des Themas kann darauf hinauslaufen, beispielhafte Anteile einer fiktiven Person zu benennen und die Patienten zu ermutigen, diese Analyse auch für sich selbst vorzunehmen. Mehr ist im Gruppenkontext meist nicht möglich. Schwierig wird die Gruppenarbeit dann, wenn einzelne Patienten mit dem

Modell nichts anfangen können. Dann ist es hilfreich, nicht zu sehr an den theoretischen Definitionen festzuhalten und individuelle Vorstellungen zuzulassen. Schließlich geht es darum, dass die Patienten ein für sie selbst plausibles Denkmodell finden, das dem Verständnis des eigenen Erlebens und Verhaltens zuträglich ist und neue therapeutische Wege ermöglicht.

Gefühle

Fragt man am Anfang der Stunde nach dem Interesse am Thema »Gefühle«, erntet man meist wenig positive Reaktionen. Traumatisierte Menschen erleben Gefühle oft als unkontrollierbare, überflutende Bedrohung. Viele wünschen sich, keine Gefühle zu haben. Wir verstehen uns in dieser Stunde als Anwalt der Gefühle und versuchen die hilfreiche Seite der Gefühle zu verdeutlichen. Besonders wichtig erscheint uns die differenzierte Wahrnehmung der Gefühle. Häufig ist traumatisierten Menschen eine Benennung insbesondere starker Gefühle nicht möglich. Wir versuchen Hilfestellung anzubieten und greifen dabei u. a. auf die Idee der Dialektisch-Behavioralen Therapie (DBT, Linehan) zurück, die Gefühle aufgrund ihrer Handlungsimpulse zu identifizieren. Weiterhin ist in dieser Stunde die hinlänglich bekannte Unterscheidung zwischen »alter« und »aktueller« Angst bedeutsam. Die Stunde kann durchaus humorvoll gestaltet werden, z. B. indem man die soziobiologischen Wurzeln und die sozialpsychologischen Bedeutungen der Gefühle thematisiert. So können die Gefühle Schuld und Scham am Beispiel eines Steinzeitmenschen diskutiert werden, der die letzten Vorräte seiner Horde aufgegessen hat und nun am Lagerfeuer entlarvt wird.

Beispiel

Für diese Stunde eignet sich auch gut ein möglichst direkter Bezug zur aktuellen Situation im »Hier und Jetzt« (Yalom). »Was ging in Ihnen vor, als Sie eben draußen gewartet haben? Was und wo haben Sie etwas im Körper gespürt? Zu welchem Gefühl glauben Sie, gehören diese Empfindungen? Was hat sich seitdem verändert? Wozu fordert sie das Gefühl auf? Beispielsweise wird dann von der Angst gesprochen, die Gruppe könnte anstrengend werden. Allein diese Verbalisierung schafft oft eine wesentliche Veränderung im Erleben: das Gefühl ist kommuniziert, verliert an Intensität und ist leichter zu ertragen (siehe auch das

Buch: Gefühle besser verstehen von Luise Reddemann und Cornelia Dehner-Rau).

Über die Bedeutung von Scham

Scham gehört zum Leben und zur Entwicklung eines jeden Menschen. Scham weist auf Unterschiede hin: ich bin anders als du, oder wie bereits in der biblischen Schöpfungsgeschichte auf die Erkenntnis der Nackheit. Sie löst ein Bedürfnis nach Schutz aus. Wird dieser gewährt, kann sich Scham dahinter auflösen. Oder aber ich schäme mich für eine tatsächlich unfaire Handlung oder verletzende Worte, dann kann mich meine Scham zu Reue und Wiedergutmachung veranlassen.

Im Rahmen von Traumatisierung findet hingegen immer eine Grenzverletzung statt, die keinen Raum für diese entwicklungsfördernden Aspekte bietet, sondern vielmehr Schamgefühle ausnutzt, um das Gegenüber klein zu halten und zu demütigen.

Scham stellt in der Traumatherapie einen zentralen Affekt dar, der häufig erst auf den zweiten oder dritten Blick auffällt und im Laufe von Therapieprozessen unter Umständen lange verborgen bleibt, was eben genau an der Scham selbst liegt – sie möchte verborgen bleiben, sich verstecken vor den Blicken der anderen, sogar vor sich selbst. Dies führt unter Umständen zu Rückzug auch im therapeutischen Prozess.

Wenn dies bereits im Rahmen von Einzeltherapie eine wichtige Rolle spielt, dann wird es auch in einer Traumatherapie-Gruppe von Bedeutung sein.

Beispiel

Im Verlauf der Gruppenstunde, in der das Thema der Spannungskurve besprochen wird, entwickelt sich in der Gruppe eine zunehmende Anspannung. Eine Patientin berichtet von einer Krisensituation einer Mitpatientin, in der sie »Erste Hilfe« leistete und sich dabei überforderte, sie verpasste deshalb eine ihr wichtige Gruppenstunde. Bei der Schilderung kommen ihr die Tränen. Gleichzeitig beginnt eine Mitpatientin dissoziativ und stereotyp auf einem Papier zu kritzeln, dabei wird sie immer lauter, was wiederum andere Gruppenmitglieder in Hochspannung versetzt. Eine Mitpatientin versucht dies zu thematisieren und benötigt dazu die Hilfe eines Therapeuten, der sie dazu ermutigt. Sie will ihr Gegenüber nicht verletzen. Die »Ertappte« entschuldigt sich und schämt sich für die Störung, dies wiederum geht mit Schamgefühlen auch bei der Patientin einher, die die Störung ansprach. Währenddessen ist die Nachbarin in einen dissoziativen Zustand geraten, wippt mit den Beinen und ist tief in sich versunken. Einer der Gruppentherapeuten spricht sie an. Sie erschrickt und entschuldigt sich voller Scham.

Dies geschieht innerhalb weniger Minuten, und immer wieder geht es um das Erkannt-Werden, die Blicke der anderen richten sich automatisch auf die Angesprochene, etwas wird öffentlich, was aus Sicht der Betroffenen besser verborgen geblieben wäre. Ein altes Muster wird aktiviert, was im Rahmen von Trauma eine zentrale Rolle spielt – keiner darf etwas mitbekommen, »wehe du sprichst!« Vielleicht reißt damit zum ersten Mal die Mauer einer jahrelangen Anpassungsleistung. Was zunächst furchtbar erscheint, könnte sich im Verlauf als Neuanfang erweisen. Dafür bietet die Gruppe eine einmalige Chance.

Wenn es gelingt, die Person nicht, wie sie das von früher kennt, zu verlachen, sie zum Gespött zu machen, sondern sie zu schützen und ihr gegenüber Wertschätzung zu vermitteln, dann kann etwas zu heilen beginnen. Das Schaffen eines solchen Schutzraums ist Aufgabe der Therapeuten, indem sie Verständnis für Schamgefühle äußern, sie in einen biografischen und somit narrativen Zusammenhang stellen und dabei die Erfahrung vermitteln, dass es in Ordnung ist, diese Gefühle zu haben und sie sogar in der Gruppe zu zeigen, ohne dadurch seinen Platz zu verlieren, ja vielleicht sogar dadurch ein neues Gefühl von Zugehörigkeit zu erleben.

Beispiel

In der eben beschriebenen Gruppenstunde entspannt sich die Atmosphäre spürbar, als die Patientinnen merken, dass die Gruppe sie weiterhin trägt. Sie erleben das auch sehr direkt, indem es zu mitfühlenden Körpergesten kommt, zwei halten für kurze Zeit einander an der Hand, eine andere wird in den Arm genommen. Die Therapeuten würdigen die Offenheit der Gruppe für Rückmeldungen über Störungen und geben hierfür explizit die Erlaubnis. Sie weisen darauf hin, dass das nicht bedeutet, den anderen zu verraten, sondern einerseits für eigene Bedürfnisse einzustehen und damit andererseits einer anderen Mitpatientin die Möglichkeit zur Veränderung zu geben.

Sie verweisen darauf, dass Anspannung bis hin zur Dissoziation in dieser Gruppe zu erwarten ist und es gerade um das rechtzeitige Erkennen und Gegensteuern geht. Mit ihren therapeutischen Interventionen haben sie die sehr bedeutsame Aufgabe, einen Raum neuer Erfahrungen zu eröffnen, in dem Scham da sein darf. Sie können damit wesentlich dazu beitragen, dass Patientinnen mit Schamgefühlen besonderen Schutz genießen, dass sie Verständnis erleben und nicht, wie so oft in ihrem Leben, Ablehnung. Damit wächst gleichzeitig die Zusammengehörigkeit der Gruppe. Die Vorbildfunktion bleibt nicht aus: Wenn solche Gefühle in der Gruppe ihren Platz finden, gilt dies für alle Mitglieder einer Gruppe!

Die Gruppe wird dabei zu einem Erfahrungsraum, in dem Scham behutsam überwunden werden kann oder zumindest ein solcher Prozess angestoßen wird, indem sie sich zeigen darf, ohne auf Ablehnung und Ausstoßung zu treffen. Die Integration der Scham schafft Sicherheit und Zugehörigkeit und damit etwas, was traumatisierte Menschen lange entbehren mussten!

Gehirn

Die Beschäftigung mit neurobiologischen Grundlagen hat zweierlei Funktionen: Zum einen hilft sie, vertiefter zu verstehen, warum manche Dinge sich so verhalten, wie sie sich verhalten, dass beispielsweise die Störung im motorischen Sprachzentrum (Brocaareal) erklärt, warum oftmals eben nicht präzise und flüssig von traumatischen Ereignissen berichtet werden kann. Dies trägt meist zu einer erheblichen Erleichterung und vermehrtem Verständnis für das eigene Verhalten bei.

Zum anderen schafft diese Stunde mehr Distanz zu Traumaerinnerungen, als dies in Stunden über die Themen Dissoziation, PTBS oder Persönlichkeitsanteile der Fall ist, die sehr direkt mit der Symptomatik und dem Leiden konfrontieren. In der »Gehirnstunde« können sich die Teilnehmer ein bisschen mehr zurücklehnen. So eignet sich diese Stunde zum Beispiel zur Regulierung der emotionalen Anspannung nach einer aufwühlenden oder konfliktreichen Stunde.

Der Tenor jedenfalls soll sein: Posttraumatische Symptome lassen sich neurobiologisch erklären, sie stellen Anpassungsleistungen des Gehirns dar und dienten dem Überleben und – sie lassen sich beeinflussen!

Natürlich kann diese Gruppenstunde auch weggelassen werden,

wenn sich die Gruppenleiter mit der Thematik nicht genügend vertraut fühlen. Denn meist dient die Thematik zumindest einem Teil unserer Patienten dazu, unterschiedliche medizinische Fragen, die sie vielleicht schon immer einmal stellen wollten, zu stellen! Alternativ kann das hier möglichst einfach erklärte Wissen auch für andere Gruppenstunden genutzt und damit in kleinen Portionen eingestreut werden.

Trauma und Beziehungsgestaltung

In der Einheit »Trauma und Beziehungsgestaltung« wird es dann emotional meistens sehr dicht und häufig belastend. Auch wenn sich der Einstieg über positive Beziehungserfahrungen als günstig erwiesen hat, geht es uns auch um die sich häufig bis heute wiederholenden negativen, ausnutzenden oder gar viktimisierenden Beziehungserfahrungen (vgl. Thema Sicherheit). Es geht darum, genauer hinzuschauen und unterscheiden zu lernen: Woran merke ich z. B., dass mir ein Gegenüber guttut?

Das mobilisiert Trauer und Schmerz, oftmals taucht die Frage nach dem Warum auf und dem scheinbaren Fluch, der bis heute wirkt. Es konfrontiert mit unangenehmen Konsequenzen von Beziehungsabbruch und nicht selten erneutem Unverstandensein. Immer wieder erleben wir, dass Patienten bereits nach dem Umreißen der Thematik unruhig werden und sogar den Raum verlassen.

So schwer die Inhalte sind, sie lassen sich nutzen, indem wir auf die Gruppe selbst und die gegenwärtige Beziehungserfahrung der Gruppe fokussieren. Was ist hier anders, woran liegt das, was trägt jeder Einzelne dazu bei und wie lässt sich das auf den Alltag übertragen?

Rituale und Trost

Einen entlastenden Charakter hat dann schließlich wieder die Stunde über Rituale und Trost. Sie fördert die Ressourcenperspektive und nutzt auf eindrucksvolle Weise die Kraft der Gruppe. Nichts wirkt besser, als wenn ein Patient den anderen darauf verweist, was er bei ihm für Rituale beobachtet hat, die dieser gar nicht als solche wahrgenommen hatte. Außerdem lernt insbesondere in dieser Stunde der eine vom anderen nach dem Motto, wenn das dir geholfen hat, könnte das vielleicht auch etwas für mich sein!

Zu achten ist dabei auf den Unterschied von Gewohnheiten und Ritualen. Viele Patienten nennen zuerst Gewohnheiten wie die berühmte Tasse Kaffee mit Zigarette am Morgen. Dies kann als hilfreiche Stütze im Alltag gewürdigt und gleichzeitig von einem Ritual unterschieden werden. So kann gelegentlich ein Suchprozess nötig werden, bei dem man nicht selten bei religiös-spirituellen Themen landet. Wir wissen heute gut, wie wertvoll eine solche Orientierung für Menschen ist, insbesondere wenn sie viel Leidvolles erlebt haben. Selbst wenn ich als Therapeut diese Weltsicht nicht teile, sind vor allem an dieser Stelle Respekt und Wertschätzung notwendig.

Wir möchten Sie nach diesen theoretischen Vorbemerkungen nun einladen, sich als Betroffene oder als Therapeutin mit dem Arbeitsbuch zu beschäftigen. Wir verbinden damit die Hoffnung, Ihnen als Betroffene Hilfestellungen und Anregung zur Bewältigung des Schweren vermitteln zu können. Den therapeutisch arbeitenden Kollegen wünschen wir gute Anregungen, um die Inhalte lebendig und ressourcenorientiert zu vermitteln.

Kapitel II

Das Gruppenarbeitsbuch

Christian Firus und Christian Schleier

Aufhebung

Sein Unglück
ausatmen können

tief ausatmen können
sodass man wieder
einatmen kann

Und vielleicht auch sein Unglück
sagen können
in Worten
in wirklichen Worten
die zusammenhängen
und Sinn haben
die man selbst noch
verstehen kann
und die vielleicht sogar
irgendwer sonst versteht
oder verstehen könnte

Und weinen können

Das wäre schon
fast wieder
Glück

Erich Fried

Übersicht

Herzlich willkommen!

Diese Gruppentherapie richtet sich an Patientinnen und Patienten, die unter einer komplexen Posttraumatischen Belastungsstörung (PTBS) leiden. Symptome einer PTBS können z. B. eine hohe innere Anspannung, Dissoziation, Wiedererinnerung an traumatisierende Erlebnisse sein, aber auch körperliche Beschwerden. Wir orientieren uns an aktuellen und bewährten traumatherapeutischen Konzepten, wie sie z. B. von Luise Reddemann, Michaela Huber und anderen TraumatherapeutInnen vertreten werden.

Diese Gruppentherapie fördert Ihre **psychische, körperliche und soziale Stabilisierung**, damit Sie in Zukunft wieder mehr Lebensqualität empfinden können. Unser therapeutisches Team wird Ihnen dabei in den nächsten Wochen zur Seite stehen und möchte Sie ermutigen, sich auf einen neuen Weg einzulassen.

Das Therapieprogramm besteht aus folgenden Bausteinen:

- Stabilisierungsgruppe (2 ×/Woche, jeweils 60 Minuten)
- Imaginationstraining (2 ×/Woche, jeweils 30 Minuten)
- Traumaspezifische Qigong-Gruppe (2 ×/Woche, jeweils 45 Minuten)
- Bezugsgruppe (1 ×/Woche, 60 Minuten)
- Einzelpsychotherapie
- Regelmäßiges, *selbstständiges* Üben von Imagination und Achtsamkeit
- Individuell angepasste andere therapeutische Angebote der Klinik (z. B. Konzentrative Bewegungstherapie, Funktionelle Entspannung, Kunsttherapie, sportliche und bewegungstherapeutische Aktivitäten etc.)

Die Stabilisierungsgruppe ist dabei der zentrale Therapiebaustein: dort möchten wir Ihnen wichtige Themen der Traumatherapie vermitteln und Sie zu praktischen Übungen ermutigen. Hier wird am meisten Austausch stattfinden und hier können Sie Fragen und Probleme bezüglich des Gruppenprogramms ansprechen. Das Therapiemanual enthält Informationen und Anregungen zu den Themen, die wir in der Stabilisierungsgruppe besprechen.

Das *Imaginationstraining* und das *traumaspezifische Qigong* sind Übungsgruppen, in denen weniger gesprochen wird.

Die *Bezugsgruppe* ist eine »Selbsthilfegruppe« innerhalb der Klinik.

Hier treffen Sie sich mit den anderen Patientinnen und Patienten, die auch im traumatherapeutischen Gruppenprogramm sind.

In der Traumatherapie geht es darum, dass Sie lernen, auf Ihr Wohlergehen zu achten. Überprüfen Sie, ob unser Konzept und die verordneten Angebote für Sie nützlich sind. Sie sollten nur dann teilnehmen, wenn Sie selbst einen Sinn darin sehen.

Ihr therapeutisches Team

Behandlungsvertrag für die stationäre Traumatherapie (Muster)*

Stationäre traumatherapeutische Behandlung ist stets Teil eines ganzheitlichen Therapieansatzes, bei dem körperliche, seelische und soziale Aspekte unserer Patientinnen und Patienten in einen individuellen Therapieplan einfließen.

Hauptziele der Klinikbehandlung sind Ihre psychische und emotionale Stabilisierung und damit die Verbesserung Ihrer Lebensqualität. Zur Zielerreichung ist Ihre aktive Mitarbeit in der Behandlung erforderlich. Es zeigt sich bei Menschen mit Traumafolgestörungen immer wieder, dass bestimmte Verhaltensweisen zu einer Gefährdung des Therapieerfolgs führen. Um Ihnen diese Rückschläge zu ersparen, haben wir in diesem Therapievertrag einige hilfreiche Regeln für einen möglichst erfolgreichen Aufenthalt in unserer Klinik zusammengefasst.

Gleichzeitig formulieren wir Regeln für das therapeutische Team, die sich in der Traumatherapie bewährt haben.

Als Traumatherapie-Patient(in) bemühe ich mich um die Einhaltung der folgenden Regeln:

1. Ich arbeite mit an dem Ziel meiner Stabilisierung und unterlasse therapiegefährdendes Verhalten (z. B. Konsum von Alkohol, unverordnete Medikamente, unentschuldigte Nichtteilnahme an Therapiegruppen).
2. Ich gehe keine *intimen* Beziehungen mit Mitpatienten oder Mitpatientinnen ein.
3. Ich informiere das therapeutische Team, wenn ich in eine Krise gerate und wenn Konflikte mit anderen mich sehr belasten.
4. Ich werde mir zur Einhaltung der Regeln bei Bedarf die Unterstützung des therapeutischen Teams holen.
5. Ich verpflichte mich zur Verschwiegenheit gegenüber Dritten im Hinblick auf alle persönlichen Mitteilungen im Rahmen der Therapiegruppe.
6. Ich übe mich in einem respektvollen Umgang mit mir (nach innen) und anderen (nach außen).

---

* Dieser Muster-Behandlungsvertrag sowie alle Arbeitsblätter können im Internet heruntergeladen werden (s. Anweisung S. 12).

Das therapeutische Team verpflichtet sich zur Einhaltung folgender Regeln:

1. Wir schützen die Integrität und Rechte der Patientinnen und Patienten.
2. Wir wahren die Schweigepflicht.
3. Wir halten die ethischen und beruflichen Psychotherapierichtlinien ein.
4. Wir lassen uns durch externe Supervisoren beraten.

Bei Nichteinhaltung einer Regel wird schnellstmöglich eine gemeinsame Klärung zwischen dem therapeutischem Team und Ihnen angestrebt.

Ich habe mich mit allen Punkten des Behandlungsvertrages vertraut gemacht und stimme den oben genannten Grundlagen der Behandlung zu. Mit meiner Unterschrift verleihe ich meiner Motivation Ausdruck, mich an diese Regeln zu halten.

Unterschrift Patient/in	für das therapeutische Team

Einleitung

Traumatherapie kann in 4 Schritte gegliedert werden:

1. Beziehungsaufbau: Zunächst brauchen Sie Zeit, um in der Klinik anzukommen, Vertrauen zu fassen und sich sicher zu fühlen.
2. Stabilisierungsphase: Notwendig ist dann das Erlernen unterschiedlicher Möglichkeiten von Stabilisierung und Trauma-Distanzierung, um:

   - ungewolltes Wiedererleben zu vermeiden,
   - ein Gefühl der Selbstkontrolle zurückzugewinnen,
   - sich selbst beruhigen und
   - Dissoziation unterbrechen zu lernen,
   - in ein körperliches und seelisches Gleichgewicht zu finden.

3. Traumaexposition: Wenn es im Hinblick auf die Genesung sinnvoll erscheint und Sie es ausdrücklich wünschen, kann in der Einzeltherapie eine Konfrontation/Begegnung mit den traumatischen Erlebnissen erfolgen. Dabei kommen therapeutische Verfahren zum Einsatz, die diese Begegnung erleichtern.
4. Integrationsphase: Schließlich geht es darum, die traumatischen Erfahrungen in einen lebensgeschichtlichen Sinnzusammenhang zu bringen. Es können Trauer um das Verlorene und Trost bedeutsam werden.

Mit dem traumatherapeutischen Gruppenprogramm befinden wir uns vor allem in der zweiten Phase: Die Stabilisierung ist die wichtigste Phase jeder Traumatherapie und im wahrsten Sinne des Wortes notwendig.

Wir bitten Sie, sich einzubringen und zu beteiligen. Stellen Sie Fragen, sagen Sie auch, was Sie stört. Wenn wir alle gemeinsam darauf achten, dass wir respektvoll und wohlwollend miteinander umgehen, hat die Therapie die größten Erfolgsaussichten.

Niemand kann die Vergangenheit verändern. Ihr Leiden infolge traumatischer Erfahrungen findet jedoch in der Gegenwart statt. Die Symptome entstehen jeden Tag neu. Und hier ist Veränderung möglich: die Symptome lassen sich lindern. Sie können sich wieder mehr Lebensqualität zurückerobern. Hierbei möchten wir Ihnen helfen.

1. Zukunftsorientierung: Einen neuen Weg gehen

Wir brauchen nicht so fortzuleben, wie wir gestern gelebt haben.
Machen wir uns von dieser Anschauung los, und
tausend Möglichkeiten laden uns zu neuem Leben ein.

(Christian Morgenstern, 1871 – 1914)

Wir beginnen mit einer Achtsamkeitsübung!

Ziele: Sich mit Möglichkeiten der Veränderbarkeit der eigenen Situation und des eigenen Leidens auseinandersetzen.

Ihre traumatischen Erfahrungen liegen in der Vergangenheit.

↓

In der Gegenwart leiden Sie unter den Folgen.

↓

Ihre Zukunft können Sie gestalten.

Mit der Entscheidung für eine Therapie haben Sie sich auf einen Weg der Veränderung begeben. Sie haben sich entschieden, den alten Pfad zu verlassen, um einen neuen Weg zu finden. (Psycho-)Therapeuten und Therapeutinnen können Sie auf diesem Weg begleiten und Ihnen bei der Suche helfen, wir können Sie dabei stützen und als Geländer dienen – aber gehen müssen Sie selbst! Damit Sie Ihren neuen Weg finden, brauchen Sie ein Ziel. Eine Idee davon, wo Sie hinwollen. Wir möchten Sie daher ermutigen, sich in diesem Kapitel mit dem Ziel Ihres neuen Weges zu beschäftigen.

Man könnte diese Idee mit einem Bogenschützen vergleichen, der sein Ziel kennen muss, um den Pfeil in die richtige Richtung schießen zu können. Kennt er sein Ziel, wird er all seine Aufmerksamkeit und Konzentration darauf richten können.

Manchen Menschen ist die Hoffnung auf Besserung in der Zukunft verloren gegangen. Sie sind der Überzeugung, dass es besser sei, keine Vorfreude zu entwickeln, um nicht enttäuscht zu werden. Aus psychotherapeutischer Perspektive sind wir anderer Meinung. Wir glauben, dass es notwendig ist, eine Vorstellung von der Zukunft zu entwerfen. Wenn Sie ein positives Zukunftsbild von sich imaginiert haben, werden Sie den Weg dorthin viel leichter finden.

Es war der Wiener Psychiater, Neurologe und Psychotherapeut Victor E. Frankl, der schon als junger Mann einen bis dahin neuen Gedanken in die Psychotherapie einbrachte: Jeder Mensch benötige etwas, für das sich Mühe und Einsatz lohnen, auch gegen Widerstände und trotz schwerer Lebensbedingungen. Frankl nannte dieses Etwas »Sinn«.

Jeder Mensch benötigt zum Leben und erst recht zum Überleben in schweren, schier unerträglichen Lebenssituationen eine sinnstiftende Vision für die Zukunft: Wofür könnte es sich lohnen weiterzuleben, was ist attraktiv und faszinierend genug? Es geht dabei nicht um *den »einen«* Sinn des Lebens, sondern um die für den Moment stimmige, zu mir passende Antwort: Was möchte ich jetzt, hier und heute mit meinem Leben anfangen? Welchen Weg möchte ich gehen?

Wir Menschen können uns gedanklich und gefühlsmäßig mithilfe unserer Vorstellungskraft in die Zukunft begeben und dadurch bewirken, dass sie jetzt schon beginnt! Damit wachsen wir sozusagen über uns und die gegenwärtige Situation hinaus. Vermutlich haben Sie diese Fähigkeit unbewusst schon oft genutzt.

Wir möchten Sie deshalb einladen, heute bewusst ein positives Bild von Ihrer Zukunft zu entwickeln. Dazu haben wir Ihnen auf der übernächsten Seite ein Arbeitsblatt zusammengestellt. Die Fragen sind vielleicht etwas ungewohnt, doch es wird sich lohnen, wenn Sie sich darauf einlassen. Wenn Sie heute beginnen, eine positive Zukunftsimagination zu entwickeln, kann sie wie eine zarte Pflanze zu wachsen beginnen.

Die Hirnforschung bestätigt, dass Veränderung im Gehirn genau dann beginnt, wenn man sich neue Gedanken erlaubt! Der erste hoffnungsvolle Gedanke bahnt sich einen neuen Weg. Die Vision von einer besseren Zukunft kann sich also doppelt lohnen: Die Gegenwart fühlt sich besser an, und die Chance auf ein zukünftig besseres Leben steigt!

Hilde Domin fasst dies in ihren Worten wunderbar zusammen:

Aber in jeder Situation gilt: ein neuer Anfang ist möglich. Es ist an mir, die vor mir liegende Zeit zu gestalten. Wer sich anstecken lässt vom Leitstern der Sehnsucht, wer den ersten Schritt in die Zukunft wagt, dem ist gesagt: »Fürchte dich nicht, es blüht hinter uns her.«

Die Bedeutung von Zielen

Die Beschäftigung mit Therapiezielen unterstützt die Zukunftsorientierung. Ziele sind wie ein Geländer, insbesondere wenn es sich um Etappenziele handelt. Jeder, der schon einmal auf einer anstrengenden Bergwanderung gewesen ist, weiß, wie hilfreich es ist, sich die Strecke in Teilabschnitte aufzuteilen: »Erst mal bis zur nächsten Kuppel, dann bis zur Alm, dann bis zum nächsten Felsvorsprung, und dann ist der Gipfel auf einmal schon in greifbarer Nähe …« So oder ähnlich könnte sich ein innerer Dialog anhören.

Ein Ziel kann mit einem anstrengenden und vielleicht auch steinigen Weg verbunden und dennoch richtig und wichtig sein. Schön ist es natürlich, wenn es anders ist, wenn sich das Passende als angenehm und leicht erreichbar entpuppt. Lassen Sie sich aber nicht entmutigen, wenn es nicht so ist!

Und noch etwas erscheint uns im Umgang mit den eigenen Zielen wichtig: Sind sie realisierbar und liegt es in meiner Macht, sie zu erreichen, wer in mir formuliert die Ziele, und passen sie zu möglichst vielen Anteilen meiner Persönlichkeit?

Viele Menschen haben in sich einen Kritiker und Antreiber beheimatet, der sie zu Höchstleistung anspornt und kaum je zufrieden ist. Folgen Sie dem inneren Antreiber, geraten Sie mit der gut gemeinten »Zielvereinbarung« unter Umständen in eine Sackgasse. Der Dialog mit anderen, z. B. einem Psychotherapeuten, kann hierfür ein wichtiges Korrektiv sein. Hierzu gehört auch eine Vereinbarung darüber, was als Erfolg anzusehen ist.

Wir beenden die Arbeit mit einer Imagination!

Arbeitsblatt: Zukunft

Angenommen, wir würden uns hier in einem Jahr wiedertreffen und Ihr größtes Problem wäre gelöst, was würden Sie uns dann erzählen?

(Beispiel: »Ich bin umgezogen und wohne jetzt in einer sicheren Wohnung.«)

___

___

___

Angenommen, Sie könnten einige Symptome hinter sich lassen, was würde sich dann in Ihrem Leben ändern?

___

___

___

Woran würden Sie erkennen, dass Ihre Therapie erfolgreich verläuft?

___

___

___

Wenn die Symptome Ihnen in Zukunft nicht mehr so viel Zeit rauben, was werden Sie tun?

___

___

___

Wer würde Ihnen die Veränderung anmerken und woran?

___

___

___

Mit welchem Geschenk möchten Sie sich für Ihre bisherigen Fortschritte belohnen?

___

___

___

2. Achtsamkeit

Es sind die kleinen Dinge, die uns brauchen, denn wir hauchen alle Lebensringe in sie ein.
Drum ergreift sie, meine Hände, voller Liebe, so als bliebe ohne euch am Ende jedes Ding allein.

(Karlfried Graf Dürckheim)

Ziel: Die Bedeutung der Achtsamkeit für die Traumatherapie kennenlernen

Mit Achtsamkeit ist eine geistige Einstellung und Haltung gemeint, die alles, was im Bewusstsein auftaucht, zunächst einmal gleichmütig zur Kenntnis nimmt, ohne sich sofort davon vereinnahmen zu lassen, ohne es zu bewerten: Gedanken aller Art, Erinnerungen, Sinneswahrnehmungen aus der Umgebung sowie aus dem eigenen Körperinneren, einschließlich aller emotionalen Vorgänge.

Der achtsame Umgang mit sich selbst und dem, was ich gegenwärtig erlebe, ist eine sehr hilfreiche und heilsame Fertigkeit. Deshalb werden Sie Achtsamkeitsübungen in der Stabilisierungsgruppe regelmäßig begleiten. Wir möchten Sie zu regelmäßigem Üben einladen, denn um die hilfreiche Wirkung zu spüren braucht man viel Training.

Sie werden Achtsamkeitsübungen kennenlernen, die den eigenen Atem betreffen oder die Sinneswahrnehmung.

Achtsamkeit dient in erster Linie **nicht** der Entspannung! Das drückt sich auch in der Körperhaltung aus, in der wir Sie zu Achtsamkeitsübungen einladen, nämlich aufrecht sitzend, vielleicht sogar ohne direkten Kontakt des Rückens zur Stuhllehne, damit Sie möglichst aufmerksam und wach sind und bleiben.

Zum Einstieg in die Achtsamkeitspraxis können Sie mit einfachen Übungen im Alltag experimentieren. Versuchen Sie Routinetätigkeiten wieder bewusst zu erleben, stellen Sie sich z. B. beim Zähneputzen die folgenden Fragen: Wie putze ich mir eigentlich die Zähne, wo fange ich an, wie führe ich dabei die Zahnbürste, werden alle Zähne gleich lang geputzt? Versuchen Sie achtsam zu essen, dabei also bewusst zu schmecken und vielleicht zu genießen – oder auch zu spüren, dass etwas nicht bekömmlich ist und Ihnen gerade nicht guttut. Für Achtsamkeitsübungen können Sie alle Ihre Sinne und viele Ihrer alltäglichen Beschäftigungen nutzen: Hören, Sehen, Riechen, Schmecken, Tasten, Gehen, Atmen; Gehen, Sprechen, Ankleiden etc. Wenn Sie sich etwas achtsamer wahrnehmen, haben Sie bereits viel erreicht!

Warum ist Achtsamkeit in der Traumatherapie sinnvoll?

Achtsamkeitsübungen helfen Ihnen, im »Hier und Jetzt« zu sein. Sie können Ihre Gefühle und Bedürfnisse spüren und sich besser um sich kümmern. Wenn es Ihnen zum Beispiel gelingt zu unterscheiden, ob ein Angstgefühl in der aktuellen Situation begründet ist oder durch eine Erinnerung an eine vergangene Situation, können Sie besser entscheiden, was sinnvoller ist: sich durch Flucht in Sicherheit begeben oder dableiben und sich beruhigen.

Achtsamkeit trägt dazu bei, die ständig in uns ablaufenden unbewussten Prozesse durch das Hinlenken unserer Aufmerksamkeit wieder bewusst und dadurch beeinflussbar zu machen. Nur was aus dem Strom des Unbewussten herausgegriffen wird, ist veränderbar. Hierin liegt eine große Chance: Ich bin dort, wo das Leben tatsächlich stattfindet, in der Gegenwart.

Weiterhin geht es darum, von einer Haltung des »Behebenwollens« hin zu einer Haltung des »Willkommenheißens« zu kommen. Insbesondere im Umgang mit unangenehmen Gefühlen und Gedanken kann das hilfreich sein: Wenn Sie ein Gefühl achtsam beobachten, können Sie eine innere Distanz dazu aufbauen und müssen nicht gleich dagegen ankämpfen und es verändern. Sie kommen dann weg vom »Getriebensein«, davon, Gefühle und Gedanken schnell loswerden zu wollen. Sie werden bemerken, dass Sie »mehr sind als nur Ihr Gefühl«: Sie können das Gefühl gleichzeitig spüren und bewusst beobachten. Wenn das Gefühl bewusst wird, verliert es an Macht. Sie können sogar das Nicht-Fühlen beobachten, wenn Sie Leeregefühle spüren. Auch die Leere kann sich verändern, wenn Sie sie zunächst einfach nur beobachten.

Achtsamkeit kann die bewusste Wahrnehmung, die Präsenz im gegenwärtigen Augenblick und die Haltung der Akzeptanz fördern.

Jon Kabat-Zinn, einer der großen Pioniere der Achtsamkeitspraxis in der westlichen Welt, beschreibt Achtsamkeit folgendermaßen:

»Es ist erstaunlich, wie befreiend es sich anfühlt, wenn man erkennen kann, dass die eigenen Gedanken einfach nur Gedanken sind und nicht etwa ›man selbst‹ oder ›die Realität‹ … Der einfache Akt, Ihre Gedanken als Gedanken zu erkennen, kann Sie von der verzerrten Realität befreien, die häufig durch diese Gedanken entstanden ist und für klarere Einsichten und ein stärkeres Gefühl sorgen, dass man sein Leben bewältigen kann.« (Zitat stammt aus einem Vortrag über Aspekte der Achtsamkeit)

Achtsamkeitsübungen

(vgl. Reddemann 2006)

Nehmen Sie sich zunächst Zeit, eine stabile Sitzposition zu finden. Versuchen Sie, mit beiden Füßen den Boden zu berühren, legen Sie die Hände auf die Beine und richten Sie die Wirbelsäule auf.

»Grounding«: Diese Übung sollte am Beginn jeder Achtsamkeitsübung stehen!

Nehmen Sie wahr, wo Ihr Körper momentan Kontakt hat, nehmen Sie den Boden unter Ihren Füßen wahr, die Sitzfläche, die Rückenlehne, die Unterlage der Arme. Machen Sie sich bewusst, dass Sie stabil und sicher sitzen. Sollte das nicht so sein, verändern Sie Ihre Sitzposition entsprechend.

Achtsamkeitsübung 1 »Atmung«

Versuchen Sie, Ihre Aufmerksamkeit auf Ihren Atem zu lenken.
Nehmen Sie die Bewegung des Atmens im Bauch wahr
oder
Nehmen Sie die strömende Luft an der Nase wahr. Spüren Sie den Unterschied beim Einatmen und Ausatmen.

Achtsamkeitsübung 2 »Körperwahrnehmung«

Jetzt lade ich Sie ein, mit der Aufmerksamkeit durch den Körper zu gehen. Sie können, wenn Sie wollen, sich vorstellen, dass diese Achtsamkeit wie eine Körperberührung ist. Beginnen Sie beim Scheitel. Nehmen Sie die Scheitelregion achtsam wahr. Registrieren Sie, was dort zu spüren ist. Fühlt sich das angenehm oder unangenehm an? Ist es eher kalt oder warm? Oder ist dort eigentlich gar nichts zu spüren? … Wenn Sie diese Übung zum ersten Mal machen, ist es vielleicht einfacher, nur außen zu spüren, ansonsten können Sie versuchen, außen und innen zu spüren. … Lenken Sie Ihre Aufmerksamkeit dann zum Hinterkopf. Nehmen Sie ihn und was Sie dort spüren wahr. … Gehen Sie dann weiter mit Ihrer Aufmerksamkeit zu den Ohren … zur Stirn … zu den Augen. … Nehmen Sie achtsam Ihre Wangen wahr … die Nase … den Mund … und die Region zwischen Mund und Nase … das Kinn. … Nehmen Sie den Hals und den Nacken achtsam wahr. … Gehen Sie dann mit der Aufmerksamkeit zu den Schultern. Nehmen Sie die Schultern wahr … die Oberarme … die Unterarme … die Hände. … Nehmen Sie Arme und Hände nochmal als Ganzes wahr, von der Schulter bis zu den Fingerspitzen. … Und jetzt nehmen Sie den Rumpf wahr, zunächst den Rücken vom Nackenwirbel bis zum Steißbein … dann den vorderen Teil des Rumpfes, zunächst den Brustbereich. … Nehmen Sie dann den Bauchbereich wahr … dann den Beckenbereich. … Gehen Sie jetzt mit Ihrer Aufmerksamkeit zu den Beinen, zunächst zu den Oberschenkeln. … Dann nehmen Sie Ihre Knie achtsam wahr … die Unterschenkel … die Füße. … Und dann nehmen Sie noch mal die Füße und Beine als Ganzes wahr, von den Hüftgelenken zu den Zehenspitzen. … schließen Sie die Übung ab, indem Sie sich vorstellen, dass Sie durch den Scheitel einatmen und dass der Atem den Körper durch die Füße verlässt. …

Kommen Sie dann mit Ihrer vollen Aufmerksamkeit zurück in den Raum.

Achtsamkeitsübung 3 »Innerer Beobachter«

Versuchen Sie sich jetzt einmal für einen Moment zu beobachten: Was denken Sie gerade, was fühlen Sie im Moment, wie verhalten Sie sich dabei?

Indem Sie genau dies tun, sind Sie mehr als bloßes Denken, Fühlen oder Sich-Verhalten. Sie können sich bei alldem gleichzeitig *beobachten*.

Anmerkung: Für die Traumatherapie ist es eine ganz wesentliche Fähigkeit, diese Rolle des »Inneren Beobachters« einnehmen zu können!

Achtsamkeitsübung 4 »Handlungsimpuls«

Versuchen Sie zu spüren, zu welcher Handlung Sie sich gerade gedrängt fühlen. Was will Ihr Gefühl, dass Sie jetzt tun? Nehmen Sie diesen Impuls bewusst wahr und machen Sie sich bewusst, dass Sie im Moment die Kontrolle über Ihr Verhalten haben: Sie können sich entscheiden, ob und wann Sie dem Impuls nachgeben.

Achtsamkeitsübung 5 »Hören«
Versuchen Sie dann, sich nur auf das zu konzentrieren, was Sie hören. Werden Sie ganz »Ohr«. Wenn Sie möchten, können Sie die Geräusche identifizieren und benennen. Wann immer Sie davon abgelenkt werden, nehmen Sie dies wohlwollend wahr und kehren Sie zum Hören zurück. Versuchen Sie nichts zu bewerten, sondern nur wahrzunehmen, was »klingt«.

3. Freude- und Dankbarkeitstagebuch

Unsere Verabredung mit dem Leben
findet immer im gegenwärtigen Augenblick statt.
Und der Treffpunkt unserer Verabredung ist genau da,
wo wir uns gerade befinden.

Thich Nhat Hanh, Lächle deinem eigenen Herzen zu

Ziel: Ein eigenes Freudetagebuch führen

Wir möchten Sie dazu anregen, ein persönliches *Freudetagebuch* zu schreiben. Darin können Sie jeden Tag Ihre schönen Erlebnisse festhalten: z. B. das Zwitschern der Vögel, den ersten Sonnenstrahl, das Funkeln der Sterne, ein Lächeln, eine blühende Blume etc. Das anfängliche leere Büchlein kann von Ihnen mit freudvollen Momenten angefüllt und so zu einem Schatz werden. Es geht dabei nicht um besondere Erlebnisse, sondern um kleine Freuden, die Sie im Alltag entdecken können. Sie werden feststellen, dass der geschärfte Blick für die schönen Dinge hilft, immer weitere zu entdecken! Das Freudetagebuch sollte ein gut gehüteter Schatz sein, der nur für Sie bestimmt ist. Sie werden in der Therapie *nichts* daraus vorzeigen müssen!

Um sich besser zu erinnern, können auch einfache *Bohnen* nützlich sein, die Sie z. B. immer dann von der rechten in die linke Hosentasche wandern lassen, wenn Sie im Laufe des Tages etwas Schönes, Gutes, Erfreuliches etc. erlebt haben. Am Abend können Sie die Bohnen in der linken Tasche nachzählen und sich noch einmal an die positiven Begebenheiten erinnern, um sie dann in Ihrem Freudetagebuch festzuhalten.

Sie können auch andere Erinnerungshilfen kreativ nutzen. Manche verfügen vielleicht über ein Handy mit Fotofunktion, dann könnten Sie beispielsweise Aufnahmen von freudigen Situationen machen; manche tragen einen MP3-Player bei sich und können dessen Aufnahmefunktion nutzen, um im Laufe des Tages etwas daraufzusprechen! Patienten haben uns von der Idee einer »Freudekiste« im Sinne einer Schatztruhe berichtet, in der sie Symbole für die Erinnerungen aufbewahren. Lassen Sie Ihrer Kreativität freien Raum. Alles, was der Idee des Wahrnehmens, Festhaltens und Wiedererinnerns von positiven Erlebnissen dient, ist hilfreich.

Uns liegt das Freudetagebuch am Herzen: Wer traumatische Erfahrungen gemacht hat, dessen Wahrnehmung ist oft auf Probleme, Belastungen und auf die negativen Dinge im Leben fokussiert. Dafür können Sie nichts, das sind Traumafolgen – ihr Gehirn hat sich sozusagen auf das frühzeitige Erkennen von Gefahren des Lebens spezialisiert. Jetzt, wo die Gefahr vorüber ist, steht diese früher sinnvolle Strategie dem glücklichen Leben jedoch im Weg. Heute ist es wichtig, den Blick wieder auf das Positive zu richten, auf das, was gelingt, was Sie erfreut und wofür Sie dankbar sind. Dies kann Ihr Empfinden für die Gegenwart verändern.

Wir sind uns auch bewusst, dass diese Übung nicht immer leichtfällt und vielleicht so mühselig erscheint, dass man sie am liebsten vergisst. An manchen Tagen fällt sogar das Schreiben schwer – dann kann es gut sein, das Freudetagebuch anders zu gestalten, z. B. Blätter von Bäumen einzukleben oder etwas zu malen! Versuchen Sie, den zu Ihnen passenden Umgang mit dem Freudetagebuch zu finden!

Vielleicht hilft Ihnen dann ein anderer Aspekt dieses Tagebuchs: die Dankbarkeit. Sie ist eine besondere Haltung dem eigenen Leben und Erleben gegenüber. Auch sie fällt nicht immer leicht, setzt allerdings nicht voraus, dass ich mich freuen können muss. Dennoch kann ich dankbar für bestimmte Aspekte meines Lebens sein. Schon allein die Frage, was ich meinen Sinnen verdanke, kann eine erstaunliche Erweiterung des eigenen Blickwinkels bewirken. Was verdanke ich beispielsweise meinen Augen, was kann ich durch sie jetzt gerade wahrnehmen, was mir sonst verborgen bliebe? Ich kann diese Sichtweise auch auf meine Vergangenheit anwenden: Wofür kann ich trotz allem Schweren, das mir widerfahren ist, dennoch dankbar sein?

Die Beschäftigung mit Dankbarkeit aktiviert Bereiche in unserem Gehirn, die nachgewiesenermaßen mit positiveren Gefühlen einhergehen. Es gibt wissenschaftliche Untersuchungen, die bestätigen, dass Menschen, die nur zwei Wochen täglich ein Dankbarkeitstagebuch führen, gegenüber denen, die nur Alltagskram oder andere Lebensereignisse in ein Tagebuch eintragen, mehr Freude und Zufriedenheit in ihrem Leben empfinden (vgl. Seligman 2002, Seite 131).

Wie bei allem Neuen gilt: Das tägliche Üben wird es von Tag zu Tag leichter machen! Wenn Sie auf Ihr bisheriges Leben zurückblicken, werden Sie hierfür vielfältige Bestätigungen finden: wie Sie z. B. Auto oder Fahrrad fahren gelernt haben …

Beispiel für einen Eintrag ins Freudetagebuch:

Freitag, 7. 1. 2012

- *Neuen Kalender für das Jahr aufgehängt: ein schönes Foto von schneebedeckten Bergen wird mich durch den Januar begleiten.*
- *Als ich draußen war, kam völlig unerwartet für ein paar Minuten die Sonne raus.*

Samstag, …

4. Imagination (Innere Vorstellungskraft)

Wir haben alle jederzeit und überall ein Zaubermittel zur Verfügung: unsere Vorstellungskraft ... Unsere Fähigkeit zu imaginieren ist das Hilfsmittel, das uns in Kontakt bringt mit dem Heilsamen in uns.

Luise Reddemann, Imagination als heilsame Kraft

Ziel: Imagination als hilfreiche Methode der Traumatherapie kennenlernen

Die Arbeit mit der inneren Vorstellungskraft ist eine sehr bedeutsame Methode der Psychotherapie und insbesondere der Traumatherapie von Frau Prof. Luise Reddemann (Psychodynamisch Imaginative Traumatherapie – PITT). Ziele der Imagination sind u. a. eine psychische und emotionale Stabilisierung: Mit Imaginationsübungenen können Sie sich in sehr stressreichen Situationen beruhigen, oder anders ausgedrückt, Ihre *innere Anspannung* regulieren. Imagination ist ein sehr wirksames Mittel gegen traumatische und belastende Erinnerungen.

Die Imagination ist vermutlich eine der ältesten Heilmethoden der Menschheit, und sie kommt der Natur des Menschen entgegen (Sachsse, 2008). Kinder nutzen ganz intuitiv ihre Vorstellungskraft, um belastende Erfahrungen zu verarbeiten. In der Realität waren Sie vielleicht hilflos, in der eigenen Vorstellungswelt allerdings sind Sie aktiver Gestalter.

Die Vorstellungskraft hat starken Einfluss auf unseren Organismus: Denken Sie daran, was passiert, wenn Sie hungrig sind und an Ihre Leibspeise denken: »Das Wasser läuft einem im Mund zusammen.« Wir wenden auch oft unbewusst Imaginationen an, um eine schwierige Situation besser auszuhalten: Wenn man frierend irgendwo steht, stellt man sich vielleicht die warme Badewanne oder einen warmen Tee zu Hause vor. Viele Menschen können auch von den Erinnerungsbildern einer Urlaubsreise monatelang »zehren«. Durch die medizinische Forschung ist mittlerweile gut belegt, dass die Imagination der Heilung den Genesungsprozess von Verletzungen beschleunigt. Die Vorstellung aktiviert das Wachstum der Nervenverbindungen im Gehirn.

Imagination ermöglicht das Nachholen lange entbehrter Erfahrungen: Die intensive Vorstellung eines Ortes, an dem Sie völlig sicher und geborgen sind, wird in Ihrem Körper entsprechend positive Empfindungen auslösen.

Imaginationsübungen helfen Ihnen, mehr Kontrolle über Ihre Vorstellungswelt zu gewinnen und wieder Regie auf der inneren Bühne zu führen. Im Rahmen des Traumaprogramms üben Sie die Imagination vor allem im »Imaginationstraining«, aber auch jede Stabilisierungs- und Bezugsgruppe schließen wir mit einer Imaginationsübung ab. Wenn Sie mit den Imaginationsübungen schon etwas vertrauter sind, empfehlen wir, diese auch täglich selbstständig zu üben. So kann die Imagination zu einer heilsamen Alltagsfertigkeit werden.

Wir möchten Sie einladen, aus den folgenden Übungen zunächst nur eine oder zwei Übungen herauszugreifen, die Ihnen am besten gefallen, und diese dann möglichst täglich zu üben. Empfohlen sei dazu insbesondere »Der sichere Ort«, weil dieser im Umgang mit belastenden Erinnerungen ein sehr hilfreiches Gegenbild sein kann.

Anleitung für das Imaginationstraining

Die therapeutische Arbeit mit der inneren Vorstellungskraft soll Ihnen helfen, die natürliche Fähigkeit der Imagination bewusst und gezielt zu nutzen. Folgendes sollten Sie dabei beachten:

1. Die Imaginationen werden in der Gruppe durch eine Therapeutin oder einen Therapeuten angeleitet. Das Ziel ist aber, »sich selbst anzuleiten«, also ohne äußere Hilfe Imaginationen durchzuführen.
2. Die Imagination beginnt und endet immer mit einer Körperwahrnehmungsübung. Das Imaginationstraining findet in der Gruppe stets im Sitzen statt. Die Sitzposition erleichtert die aktive und selbstständige Arbeit mit der inneren Vorstellungskraft!
3. Hilfreich zum Lernen ist eine geeignete, wohltuende Umgebung, in der man möglichst wenig abgelenkt ist. Später kann man auch unter schwierigeren Bedingungen üben.
4. Wenn nicht sofort innere Bilder entstehen, ist das eher normal. Be-

denken Sie: Allein das Zuhören wirkt sich positiv aus. Sie können z. B. der Anleitung wie einem Märchen lauschen und beobachten, wie sich das auf Ihr Befinden auswirkt.

5. Die inneren Vorstellungsbilder gelingen mit der Zeit und vor allem durch regelmäßiges Üben immer besser.
6. Bewerten und kritisieren Sie Ihre Versuche nicht, schon ein kurzes innerliches Dabeibleiben ist ein wertvoller Anfang, auf den sich gut aufbauen lässt!
7. Beobachten Sie, wie sich die einzelnen Übungen auf Sie auswirken. Finden Sie Ihre Lieblingsübung und verändern Sie diese nach Ihren Bedürfnissen. Sinn und Zweck ist stets, dass Sie sich wohlfühlen und die Übung zu Ihnen passt.
8. Sollten Sie sich während einer Übung einmal nicht wohlfühlen oder von unangenehmen Bildern überflutet werden, unterbrechen und beenden Sie die Übung von sich aus! Das tun Sie am besten, indem Sie die Augen öffnen und sich wieder auf die Wahrnehmung Ihres Körpers konzentrieren: Wo spüre ich den Boden, die Unterlage, die Stuhllehne? Orientieren Sie sich im Hier und Jetzt: Machen Sie sich klar, wo Sie sich gerade befinden.
9. Bitte sprechen Sie die Gruppenleiter nach der Übung und/oder Ihr Stationsteam an, wenn es beim Üben zu Schwierigkeiten kam. Diese werden mit Ihnen nach einer Lösung suchen, damit es beim nächsten Mal besser klappt. Darüber hinaus entscheiden Sie selbst, ob die Arbeit mit der inneren Vorstellungskraft für Sie persönlich hilfreich ist.
10. Wir wünschen Ihnen ein gutes Gelingen und hilfreiche innere Bilder!

Imaginationsübungen

Der sichere Ort / Ort der Geborgenheit
(Luise Reddemann)

Und nun möchte ich Sie einladen, die Übung des inneren sicheren Ortes zu machen. Lassen Sie Gedanken oder Vorstellungen oder Bilder aufsteigen von einem Ort, an dem Sie sich ganz wohl und geborgen fühlen. … Dieser Ort kann auf der Erde sein, er muss es aber durchaus nicht. Er kann auch außerhalb der Erde sein. … Geben Sie diesem Ort eine Begrenzung Ihrer Wahl, die so beschaffen ist, dass nur Sie bestimmen, welche Lebewesen an diesem Ort, Ihrem Ort, sein sollen, sein dürfen.

Sie können im weiteren Verlauf der Übung Lebewesen, die Sie gerne an diesem Ort haben wollen, einladen. Prüfen Sie, ob Sie sich dort mit allen Ihren Sinnen wohlfühlen. Prüfen Sie erst, ob das, was Ihre Augen wahrnehmen, angenehm ist für die Augen. Wenn es noch etwas geben sollte, was Ihnen nicht gefällt, dann verändern Sie es. … Prüfen Sie, ob das, was Sie hören, für Ihre Ohren angenehm ist, ob Sie es gerne hören. Ansonsten können Sie es so lange verändern, bis es wirklich wohlklingend ist. … Prüfen Sie die Temperatur, ob sie angenehm ist, und verändern Sie sie, wenn es nötig ist. … Ist das, was Sie riechen und schmecken, ganz und gar angenehm? Sie können es verändern, wenn Sie möchten. … Können Sie an diesem sicheren Ort die Haltung einnehmen, die Ihnen angenehm erscheint? Können Sie sich so bewegen, dass Sie sich wirklich wohlfühlen? Denken Sie daran, dass Sie in der Vorstellung zaubern können. Und dass Sie sich alles so gestalten können, wie Sie es möchten. Sie erschaffen diesen Ort genau für Ihre Bedürfnisse. … Sie können jetzt auch hilfreiche Wesen an diesen Ort einladen. Wenn möglich, rate ich Ihnen, keine Menschen einzuladen, aber vielleicht liebevolle Begleiter oder Helfer, Wesen, die Ihnen Unterstützung und Liebe geben. Wenn es Ihnen gelungen ist, sich diesen Ort jetzt zu erschaffen, dann genießen Sie es noch ein paar Augenblicke lang, dort zu sein. Wenn das heute nicht gelungen ist, ist das auch in Ordnung. Es ist gut, dass Sie sich damit beschäftigt haben, und wenn Sie diesen Ort haben wollen, werden Sie ihn früher oder später auch für sich gestalten können. … Wenn Sie den Ort für sich gefunden haben, können Sie ihn jetzt noch verankern, sodass es Ihnen in Zukunft leichter fällt, dorthin zu gelangen. Sie können, wenn Sie möchten, mit sich eine kleine Körpergeste vereinbaren. Und diese kleine Geste können Sie in Zukunft ausführen, und sie wird Ihnen helfen, dass Sie dann diesen Ort ganz rasch wieder in der Vorstellung haben. Und wenn Sie das möchten, können Sie diese Geste jetzt ausführen. …

Kommen Sie dann mit Ihrer Aufmerksamkeit zurück in den Raum.

Imaginationsübung: Der innere Beobachter
(Luise Reddemann)

Machen Sie sich bewusst, dass Sie ohne die Fähigkeit zu beobachten nicht hätten wahrnehmen können, dass Ihr Körper Kontakt mit dem Boden hat oder dass er atmet. Nutzen Sie jetzt ganz bewusst Ihre beobachtende Funktion, indem Sie achtsam beobachtend durch den Körper wandern, vom Scheitel bis zu den Sohlen, und nehmen Sie wahr, wo es im Körper schmerzhafte Stellen oder Verspannungen gibt. Nehmen Sie sich dafür einige Minuten Zeit. Und machen Sie sich zwischendurch immer wieder klar: Ich kann meinen Körper beobachten, also bin ich mehr als mein Körper. … Und beobachten Sie auch, wie es sich auf Sie auswirkt, dass Sie sich diese beobachtende Funktion zunutze machen. … Konzentrieren Sie sich jetzt einige Zeit darauf, dass Sie wahrnehmen, was Sie denken. Beobachten Sie, was Sie denken. Wobei es manchmal so ist, wenn man anfängt, beobachten zu wollen, was man denkt, denkt man nicht mehr, der Kopf ist wie leergefegt. Aber nach einer Weile fängt es dann doch wieder an. … Sie können Ihren Gedanken auch eine gewisse Ordnung geben, indem Sie unterscheiden zwischen Gedanken, die sich auf die Gegenwart, auf die Zukunft und auf die Vergangenheit beziehen. Und dadurch, dass Sie sich immer wieder beobachten, wird Ihnen auch klarer, worüber Sie viel nachdenken. Jetzt in dieser Übung geht es mehr darum, sich die beobachtende Fähigkeit bewusst zu machen.

Und deshalb möchte ich Sie wieder einladen, dass Sie, während Sie Ihre Gedanken beobachten, feststellen: Ich bin mehr als meine Gedanken. … Jetzt möchte ich Sie einladen, dass Sie beobachten, welche Stimmung im Moment vorherrscht und ob sie sich verändert hat.

Wieder mit dem Wissen, ich kann meine Stimmung beobachten, also bin ich mehr als meine Stimmung. … Und dann lassen Sie sich noch einen Moment Zeit, Ihre Gefühle zu beobachten. Welche Gefühle sind da jetzt? … Ich kann meine Gefühle beobachten, also bin ich mehr als meine Gefühle. … Und zum Schluss machen Sie sich klar, dass Sie auch beobachten können, dass Sie beobachten. Dieser Teil, der beobachtet, dass wir beobachten, den können wir auch den inneren Zeugen nennen. Es ist der Teil, der neutral wahrnimmt, was ist. Und diese Fähigkeit, die können Sie sich zunutze machen. Wenn Sie verwickelt sind, können Sie sich auf diesen Beobachter des Beobachters zurückziehen und dadurch Distanz bekommen, wenn Sie möchten … Kommen Sie dann mit der vollen Aufmerksamkeit zurück in den Raum.

Imaginationsübung: Dem Körper liebevoll begegnen
(Luise Reddemann)

Gehen Sie zunächst mit der Aufmerksamkeit zum Kopf. … Und überlegen Sie sich, machen Sie sich bewusst, welche Teile des Kopfes Ihnen in irgendeiner Form Freude bereiten, kleine alltägliche oder auch größere Freuden. … Und stellen Sie sich diese Freuden so konkret wie möglich vor, z. B. dass Sie Farben sehen können. Spüren Sie, was es für Sie bedeutet, Farben sehen zu können. … Dann gehen Sie mit Ihrer Aufmerksamkeit zu allem, was zu Ihrem Bewegungsapparat gehört, also zu den Knochen, Muskeln und Sehnen. Sie können sich auch auf Hände, Arme oder Beine konzentrieren. Was verdanken Sie den Teilen des Körpers, die zu Ihrem Bewegungsapparat gehören, für Freuden? … Dann möchte ich Sie einladen, sich mit den inneren Organen zu befassen; die Organe, die Ihnen einfallen. … Welche Freuden können Sie mithilfe Ihrer inneren Organe erleben? Oder welche Bedingungen schaffen diese Organe, damit Sie mit Ihrem Körper Freude erleben können? Und wenn Sie darüber etwas wissen, dann beziehen Sie auch die Drüsen mit ein. … Da ich längst nicht alles erwähnt habe, was zum Körper gehört, beispielsweise die Haut, bitte ich Sie auch noch mal, dass Sie schauen, ob es irgendetwas gibt, was ich nicht erwähnt habe, was aber für Sie von großer Bedeutung ist für Ihre Erfahrung von Freude. … Wenn Sie möchten, nehmen Sie sich einen Augenblick lang Zeit, sich bei Ihrem Körper und diesen Teilen zu bedanken. Wenn Sie das nicht möchten, ist das auch in Ordnung. …

Kommen Sie dann mit der vollen Aufmerksamkeit zurück in den Raum.

Imaginationsübung: Sich von innerem ›Gepäck‹ distanzieren
(Luise Reddemann)

Stellen Sie sich vor, dass Sie auf einer langen Wanderung sind. … Und auf dieser langen Wanderschaft gelangen Sie zu einem Hochplateau.

Und weil Sie jetzt einen Weg vor sich haben, der eben ist, wo Sie nicht mehr ansteigen müssen, können Sie ein wenig verschnaufen. … Und in der Ferne sehen Sie etwas Helles, wie ein Licht. Sie fühlen sich davon angezogen und gehen dorthin. … Und Sie gelangen zu einem Platz, der in ein warmes, helles Licht getaucht ist. Dort entdecken Sie vielleicht ein tempelartiges Gebäude, vielleicht Bäume oder eine Grotte, was auch immer Ihnen zusagt. … Und Sie spüren, dass Sie jetzt verweilen und Ihr Gepäck ablegen möchten. Und Sie legen Ihr Gepäck an den Rand des hellen Platzes. … Und Sie halten Ausschau nach einer Möglichkeit, sich hinzusetzen, sich auszuruhen. Und Sie finden auch etwas Passendes. Sie lassen dieses helle Licht auf sich wirken und spüren, wie Ihnen ganz warm wird und Sie sich wohlfühlen, sich leicht fühlen. … Und auf einmal bemerken Sie, dass ein freundliches, helles Wesen auf Sie zukommt, Sie freundlich anlächelt und Ihnen ein Geschenk gibt. … Und Sie werden beschenkt mit etwas, das Sie für Ihr Problem, das Sie im Moment haben, brauchen können, was Ihnen Hilfe gibt. … Vielleicht ist es ein symbolisches Geschenk, das Sie im Moment noch gar nicht verstehen. … Wenn Sie möchten, bedanken Sie sich. … Und so nach und nach beschließen Sie, dass Sie nun wieder zu Ihrem Gepäck gehen, Sie diesen Platz nun verlassen möchten. Sie können jederzeit zu diesem Ort zurückkehren. Gehen Sie dann zu Ihrem Gepäck und überlegen Sie sich, was Sie von Ihrem Gepäck jetzt auf Ihrem weiteren Weg noch mitnehmen möchten, was Sie noch brauchen. Vielleicht gibt es jetzt Dinge, die Sie nicht mehr brauchen. Aber vielleicht möchten Sie auch alles wieder so aufnehmen. … Und dann setzen Sie mit dem Gepäck, das Sie jetzt noch brauchen, Ihre Wanderung fort. … Kommen Sie dann mit Ihrer vollen Aufmerksamkeit zurück in den Raum.

Imaginationsübung: Tresorübung
(Luise Reddemann)

Stellen Sie sich bitte einen Aufbewahrungsort für unangenehme oder gefährliche Erinnerungen, Bilder oder Empfindungen vor. Das kann ein Behältnis verschiedenster Art sein, z.B. ein Tresor, ein Safe, eine sichere Kiste, eine große Truhe, eine Kammer oder auch ein magisches Verließ.

Lassen Sie sich Zeit, einen solchen fest verschließbaren und nur von

Ihnen selbst zu öffnenden Aufbewahrungsort zu finden und sich ihn genau vorzustellen. …

Vielleicht liegt dieser Tresor in einem besonderen Gebäude, vielleicht eine Art Bank. Wenn es Ihnen möglich ist, stellen Sie sich ein helles, sicheres und gut bewachtes Gebäude vor.

Machen Sie sich ein Bild von seiner Größe, der Form, dem Material, aus dem er besteht, der Farbe, dem Standort und dem Öffnungs- und Verschlussmechanismus, dessen Technik ein Schlüssel, ein Zahlencode oder eine magische Formel sein kann, die nur Sie allein kennen. … Wenn Sie eine genaue Vorstellung von diesem Aufbewahrungsort und seiner sicheren Verschließbarkeit haben, erproben Sie ein paar Mal das Schließen und Öffnen. …

Fixieren Sie zunächst Ihre Vorstellung oder Erinnerungen als Bild auf einem Foto, Filmstreifen oder einer Videokassette. … Verpacken Sie dies nun und schließen Sie alles sicher in den Tresor ein. Vereinbaren Sie jetzt mit sich selbst zusätzlich ein körperlich gut spürbares Signal wie das Anspannen irgendwelcher Muskeln, z. B. Faustschluss, Händedruck, Anspannen der Fußmuskulatur, das Sie immer benutzen können, um sich daran zu erinnern, wie sich etwas im Tresor einschließen lässt und Sie Abstand dazu bekommen und sich vielleicht ein wenig entlastet fühlen. Führen Sie jetzt dieses Zeichen auch aus, damit sich Ihr Körper zukünftig daran erinnert, wie es sich anfühlt, wenn Sie selbst unangenehme oder gefährliche Erinnerungen sicher verschlossen halten oder auch immer wieder wegschließen können. … Spüren Sie, wie gut es Ihnen tut, Ruhe und Sicherheit vor diesem alten Material zu haben. …

Kommen Sie dann mit Ihrer ganzen Aufmerksamkeit zurück in diesen Raum.

Imaginationsübung: Lichtstrahl
nach Phyllis Krystal (2004)

Stellen Sie sich jetzt bitte ein Licht von der Sonne oder vom Mond vor, je nachdem, ob Sie lieber ein wärmendes oder ein kühlendes Licht benötigen. Stellen Sie sich dann vor, dass Sie einen Lichtstrahl nach und nach über und durch Ihren Körper leiten. Das Licht soll den Körper beleben, regenerieren und heilen. Beginnen Sie bei den Füßen und wandern Sie dann mit dem Licht die Beine hoch. Geben Sie dann Ihrem Becken und dem Bauch Licht. In der Gegend, wo sich die Rippenbögen treffen, stellen Sie sich eine Blüte vor, die das Licht in sich aufnimmt und sich dadurch öffnet. Wenn die Blüte ganz lichterfüllt ist, bitten Sie sie, ihr Licht wieder abzugeben und in den Rücken fließen zu lassen, sodass der ganze Rücken jetzt Licht bekommt von der Blüte. … Und dann stellen Sie sich vor, dass im Bereich des Kehlkopfes ebenfalls eine Blüte ist, die sich dem Licht öffnet und Licht in sich aufnimmt. Und dann können Sie auch die Blüte wieder bitten, ihr Licht zu verschenken. Und diesmal verteilt sich das Licht im Brustraum, im ganzen Halsbereich. … Und dann wandern Sie mithilfe des Lichtstrahls die Arme entlang, von den Schultern bis zu den Fingerspitzen. Geben Sie Schultern, Armen und Händen dieses Licht zur Belebung, zur Regeneration und zur Heilung.

Und zum Schluss geben Sie Ihrem Kopf das Licht. Wandern Sie mit dem Lichtstrahl über das Gesicht und dann durch den ganzen Kopf. Und das Licht gibt Heilung, es belebt und regeneriert. … Schließen Sie diese Übung ab, indem Sie sich vorstellen, dass Sie durch den Scheitel einatmen und durch die Füße ausatmen. Kommen Sie dann mit der vollen Aufmerksamkeit zurück in den Raum.

Imagination: Innerer Garten
(Luise Reddemann)

Stellen Sie sich jetzt ein Stück unberührter Erde, ein Stück Land, auf dem noch nichts wächst, vor. Es kann so klein sein wie ein Fingerhut oder so groß wie eine Parklandschaft, wie es Ihnen gerade stimmig erscheint. … Und bepflanzen Sie dann Ihr Land. … Und dann können Sie diesen Garten nach Ihren Wünschen gestalten. Das, was Sie sich wünschen, wird sofort Wirklichkeit. … Und wenn Sie später merken, dass Sie es anders haben wollen, dann haben Sie einen Kompost, den Sie in einer Ecke des Gartens anlegen. Dort können Sie alles hinbringen, was Sie nicht mehr haben wollen, sodass es sich in nützliche Erde verwandeln kann. Und Sie können so jederzeit noch mal Veränderungen anbringen. … Wenn Sie möchten, können Sie auch ein Gewässer in Ihrem Garten anlegen, einen Teich oder einen Bach. Wenn Sie möchten, können Sie auch einen Sitzplatz anlegen. … Vielleicht möchten Sie

Tiere in Ihrem Garten haben. … Und wenn Sie den Garten dann so gestaltet haben, wie Sie ihn gerne hätten, dann können Sie sich irgendwo niederlassen und sich an Ihrem Garten erfreuen. … Sie können überlegen, ob Sie jemanden in Ihren Garten einladen möchten. … Sie können jederzeit in Ihren Garten zurückkehren. Sie können ihn jederzeit verändern, wenn Ihnen danach ist. …

Kommen Sie dann mit der vollen Aufmerksamkeit zurück in den Raum.

Reinigendes Bad im See oder Meer
(Michaela Huber)

Zunächst die Frage: Können Sie schwimmen? Falls nein, bitte sich während der Übung imaginär nur vorsichtig dem Wasser nähern und sich nur so viel zutrauen, wie es sich wirklich angenehm und gut anfühlt …

Wenn Sie sich bequem hinsetzen mögen, um auf Ihre eigene Weise langsam von außen nach innen zu gehen, dann lade ich Sie ein, wenn Sie mögen, Wasser vor Ihrem inneren Auge zu sehen – vielleicht ist es ein Fluss oder ein See oder ein Meer –, was immer Ihnen gerade durch den Sinn geht, ist in Ordnung. Und sich ganz langsam diesem Wasser zu nähern, wenn es mehrere Bilder sind, die Ihnen durch den Sinn gehen, sich vielleicht für eine Szene zu entscheiden, das Ufer wahrzunehmen, wie gut befestigt und sorgfältig gestaltet und bepflanzt oder naturbelassen dieses Ufer ist. Und dann, wenn Sie mögen, die Schuhe auszuziehen und am Ufer ganz vorsichtig Kontakt zum Wasser aufzunehmen über die Füße, und vielleicht auch über die Hände. …

Und wenn das Wasser angenehm ist und das Wasser genau die richtige Temperatur hat, vielleicht mögen Sie sich sogar Ihrer Kleidung entledigen und ganz langsam ins Wasser hineinwaten. Und lassen Sie sich Zeit, den Moment zu finden, an dem es in Ordnung ist, sich dann vom Wasser tragen zu lassen, zu bemerken, wann es eine Lust ist, sich mit den Füßen abzustoßen und sich auf das Wasser zu legen, das ja so wunderbar trägt, und sich so zu bewegen, wie Sie es gerade möchten – vielleicht tauchen Sie gern, vielleicht mögen Sie sich aber auch einfach aufs Wasser legen und ein wenig treiben lassen, oder abwechselnd beides tun. … Und dabei bemerken Sie vielleicht, wie schön das Ufer vom

Wasser aus aussieht. Die Pflanzen, den Himmel, die Sonne oder was Ihnen auch immer angenehm ist, wahrzunehmen – und was immer Ihnen gerade durch den Sinn geht, ist in Ordnung. … Und wenn es sich ganz angenehm anfühlt im oder auf dem Wasser – vielleicht ist es ja auch ein heilendes, klärendes Wasser –, dann können Sie vielleicht spüren, wie es alles abspült, was Sie an Staub und Schweiß und Schlacke und Spannungen hatten, vielleicht können Sie spüren, wie sich Ihr Körper erfrischt und entspannt im Wasser anfühlt, und möglicherweise erleichtert es Sie und macht Sie froh oder gelassen, oder was immer Sie an angenehmen Gefühlen spüren können.

Und wenn Sie es einfach genießen – lassen Sie sich ruhig Zeit –, dann können Ihnen die Sekunden vorkommen wie Minuten und die Minuten wie eine sehr lange Zeit des erfrischenden Bades …, bis Sie vielleicht eine Stelle am Ufer bemerken, an der Sie gern herausgehen möchten. Und wenn Sie genau hinsehen, könnte es sein, dass da ein flauschiges großes Handtuch in Ihrer Lieblingsfarbe auf Sie wartet …, vielleicht bemerken Sie ganz in Ruhe, wann es genau richtig ist, wieder sorgsam die Füße auf den Boden zu setzen und aus dem Wasser herauszukommen …, das Handtuch zu nehmen und sich abzutrocknen, dabei vielleicht zu bemerken, wie weich und frisch und angenehm kühl oder auch wohlig durchwärmt sich Ihre Haut anfühlt und was immer Sie angenehm finden …, sich abzutrocknen, die Muskeln zu fühlen, die sich vielleicht gelockert und gestärkt fühlen. … Und wenn da Ihre Lieblingssachen liegen, die Sie gern als Freizeitkleidung tragen, dann mag es Ihnen vielleicht gefallen, sich vorzustellen, wie Sie die Sachen überstreifen, wie wunderbar weich sie sich auf der Haut anfühlen oder wie Sie es gerade mögen. Und dann können Sie ja entscheiden, ob Sie auch Socken und Schuhe oder Sandalen anziehen oder lieber barfuß laufen wollen. … Wenn Sie gelassen und gestärkt genau den Zeitpunkt finden, sich noch einmal umzudrehen zum Wasser, vielleicht mit Dankbarkeit oder Staunen oder was auch immer Sie gerade dazu fühlen – dies hier ist Ihre persönliche Badestelle, dahin können Sie immer zurückkehren, wenn Sie möchten – und dann der Szene den Rücken zuwenden und ganz allmählich, in Ihrem eigenen Tempo, hierher zurückkommen in diesen Raum.

Maibaumübung

nach Phyllis Krystal (2004)

Stellen Sie sich vor Ihrem inneren Auge einen Maibaum vor. Der Maibaum steht groß, kräftig und geschmückt, fest in der Erde verankert. Von seiner Spitze hängen viele bunte Bänder in verschiedenen Farben herab. Sie selbst stehen mit anderen Menschen im Kreis um diesen Maibaum – mit Menschen, die Ihnen nah und wichtig sind, und vielleicht auch mit Menschen, die Sie nicht kennen, mit Menschen, die Ihnen guttun und Ihnen wohlgesonnen sind.

Stellen Sie sich nun, wenn Sie mögen, vor Ihrem geistigen Auge vor, wie Sie gemeinsam mit den anderen zur Mitte gehen und Sie alle das Ende eines der bunten Bänder greifen. Dann gehen Sie wieder gemeinsam mit den anderen, ein Band in der Hand haltend, auf Ihren Platz im Kreis zurück. Schlingen Sie es leicht um eine Hand und halten Sie es leicht gespannt. Versuchen Sie jetzt die Spitze des Maibaumes zu spüren; vielleicht können Sie über dieses Zentrum die Verbindung mit allen anderen im Kreis wahrnehmen.

Wenn Sie mögen, dann gehen Sie noch einen Schritt weiter und stellen sich vor, dass dieses Zentrum auch etwas verkörpert, was über all Ihre Vorstellungen und Konzepte, was über Sie als Person hinausgeht, etwas, das Sie vielleicht als universelle Weisheit, bedingungslose Liebe oder auch Einssein mit allem bezeichnen können. Spüren Sie dem nach, wie fühlt es sich an, welches Körperempfinden bemerken Sie?

Was auch immer Sie bemerken, es ist in Ordnung. Auch wenn Sie diesen Schritt nicht mitgehen wollen, ist das in Ordnung. Nehmen Sie dann einfach das Verbundensein mit Ihnen wichtigen und wohltuenden Menschen wahr und freuen Sie sich daran.

Richten Sie nun noch einmal all Ihre Aufmerksamkeit auf das Zusammenlaufen der bunten Bänder an der Spitze. Fest auf der Erde stehend, sind Sie mit allen Menschen Ihres Lebenskreises verbunden, ja mit allen wohltuenden Lebewesen überhaupt – eins mit allem.

Verabschieden Sie sich dann von Ihrem Maibaum und kehren langsam mit Ihrer Aufmerksamkeit in den Raum und die Gegenwart zurück.

Die Baumübung
(Luise Reddemann)

Hinweis: Wir nutzen diese Übung in Anlehnung an L. Reddemann, lassen allerdings die Idee, mit dem Baum eins zu werden, neuerdings weg, nachdem uns Patienten immer wieder von großer Verwirrung und aufkommenden Ängsten bei dieser Vorstellung berichtet haben.

Dennoch bietet gerade diese Übung sich an, verschiedene Teile daraus für individuelle Anregungen zu nutzen. Z. B. ist es für manche Patienten sehr hilfreich, wenn sie sich mit der Vorstellung ausführlich beschäftigen, dass sie sich an einen Baum lehnen und dessen Kraft spüren.

Nehmen Sie sich bitte einen Moment Zeit, den Kontakt Ihres Körpers mit dem Boden und mit dem Stuhl zu spüren. …

Stellen Sie sich eine Landschaft vor, in der Sie sich gerne aufhalten, und finden Sie in dieser Landschaft einen Baum, der stark und gesund ist. …

Nehmen Sie mit diesem Baum Kontakt auf. …

Betrachten Sie den Baum und nehmen Sie seine Blätter oder Nadeln wahr, mit denen der Baum das Sonnenlicht in Nahrung verwandelt … und seine Wurzeln, mit denen der Baum sich von der Erde nährt. …

Stellen Sie sich dann vor, wie sich der Baum von der Erde und von der Sonne nährt. …

Stellen Sie sich vor, dass der Baum diese Nahrung jetzt bekommt – von der Erde und von der Sonne. …

Nehmen Sie Ihre Körpergrenzen wahr und kehren Sie anschließend mit der Aufmerksamkeit zurück in den Raum.

5. Traumaspezifisches Qigong

Qigong kann im weitesten Sinne als Arbeit mit den Selbstheilungskräften des Organismus verstanden werden, und Aufgabe der Therapie, auch des Übens von Qigong, ist es, den Prozess der Heilung zu unterstützen.

Veronika Engl, in: Imagination als heilsame Kraft

Ziel: Qigong als traumatherapeutische Behandlungsmethode kennenlernen, um sie dann im Alltag auch für sich allein nutzen zu können

Im Qigong werden langsame, harmonische und fließende Bewegungen oder auch Körperhaltungen geübt, die in ruhiger Weise ausgeführt werden. Begleitet werden die Übungen von Vorstellungsbildern. Es geht um das Zentrieren in der eigenen Mitte, um Weite, das Sammeln von Kräften und schützende Vorstellungen.

In den Namen der Übungen begegnen uns viele Bilder aus der Natur. Zum Beispiel: »Stehen wie eine Kiefer«. Hier lenken wir unsere Aufmerksamkeit auf das »Verwurzeltsein« in der Erde und fördern so einen stabilen Stand. Oder beim »Der Kondor breitet seine Schwingen aus« können wir Leichtigkeit und Weite in unseren Bewegungen aktivieren.

Die klare Struktur der Übungen kann eine »innere Ordnung« fördern und die Aufmerksamkeit, Achtsamkeit auf den gegenwärtigen Moment lenken.

Gleichzeitig gilt auch hier, dass das häufige Wiederholen zu einer Verinnerlichung und Festigung positiver Erfahrungen insbesondere mit dem eigenen Körper, der in der Vergangenheit nicht selten Schlimmes erfahren musste, führen und damit zu einer Reduktion von belastenden Inhalten beitragen kann. Neue Spuren im Gehirn werden gebahnt, die Orientierung in der Gegenwart wird gefördert.

So trägt Qigong dazu bei, die Achtsamkeit zu fördern, das Selbstwerterleben zu steigern und sich körperlich wieder wohler zu fühlen. Dies gelingt durch einen behutsamen Dialog mit dem eigenen Körper, der mit den Bildern und Bewegungen des Qigong in Beziehung und

Resonanz tritt. Darüber hinaus wird die Beziehungserfahrung gefördert durch den Kontakt und Dialog mit dem Gruppenleiter, der Gruppe selbst und dem Raum, in dem ich die Erfahrung von Raumnehmen machen darf, weil ohne ausreichend Raum für mich die Übungen nicht gelingen.

Es gibt verschiedene Stile im Qigong, die hilfreich sind. In unserer Klinik üben wir »Qigong Yangsheng«, was man mit »gesundheitsfördernde Übungen der traditionellen chinesischen Medizin« übersetzen könnte.

Qi

Kann man als lebendige Kraft (Energie) verstehen. Sie ist überall dort vorhanden, wo sich etwas bewegt, wirkt oder lebendig ist. In Bezug auf Qigong-Übungen kann man Qi als Lebenskraft verstehen.

Gong

»Übungsfertigkeit« oder »beharrliches Üben«. Etwas freier übersetzt: die eigenen Fähigkeiten durch das Üben erweitern und innere Potenziale wecken.

Yangsheng

Bedeutet: Pflege des Lebens oder Pflege der Gesundheit.

Die in jedem Menschen vorhandenen gesunden Seiten stärken im körperlichen, geistigen und seelischen Bereich.

Wer sich ausführlicher und eingehender mit theoretischen Überlegungen zum Qigong beschäftigen möchte, sei verwiesen auf: Fischer u. Schwarz (2008), Qigong in Psychotherapie und Selbstmanagement; Stuttgart, Klett-Cotta, sowie Fischer (2009), Qigong – eine körperorientierte Gruppe in der Traumatherapie, in: Mattke, Reddemann, Strauß (Hrsg.): Keine Angst vor Gruppen, Stuttgart, Klett-Cotta.

6. Sicherheit

Das Vertrauen wird kommen,
hat jeder nur erst seine Sicherheit.

Friedrich von Schiller

Wir beginnen mit einer Achtsamkeitsübung.

Ziel: Die eigene äußere und innere Sicherheit überprüfen

Äußere und innere Sicherheit ist ein wichtiges Ziel der Traumatherapie. Die psychologische Forschung hat immer wieder bestätigt, wie wichtig für jeden Menschen das Ernstnehmen von bestimmten seelischen Grundbedürfnissen ist. Klaus Grawe (Grawe, 2004, Neuropsychotherapie) hat die seiner Meinung nach bedeutendsten Bedürfnisse für menschliches Handeln herausgearbeitet: er nennt sie das *Bindungsbedürfnis*, das Bedürfnis *nach Orientierung und Kontrolle*, das Bedürfnis nach *Selbstwerterhöhung und Selbstwertschutz* und das Bedürfnis nach *Lustgewinn und Unlustvermeidung*. Sicherheit ist notwendige Voraussetzung für die Erfüllung des Grundbedürfnisses nach Orientierung und Kontrolle.

Sicherheit in der Klinik

Ziel ist es, Ihren Aufenthalt in der Klinik so zu gestalten, dass Sie sich in jeder Hinsicht und insbesondere in der Beziehung zum therapeutischen Team »sicher« fühlen. Wir möchten, dass Sie selbst in der Traumatherapie jederzeit den Überblick und die Kontrolle behalten.

Auch deswegen machen wir die Visiten nicht in Ihrem Zimmer, das wir nur in Ausnahmefällen betreten. Auch das soll Ihrer Sicherheit dienen!

Die Klinik soll ein Raum sein, in dem Sie lernen, sich selbst wieder zu vertrauen: Ihrem Körper, den eigenen Gedanken und den eigenen Gefühlen. Ihr Organismus verfügt trotz aller traumatischen Erfahrung über ein **inneres** Wissen über das, was für Sie stimmig und gut ist! Wir wollen Sie bei der Entfaltung dieser Fähigkeit unterstützen. Geben Sie uns bitte Rückmeldung, wenn Sie sich durch etwas in der Klinik verunsichert oder bedroht fühlen!

Sicherheit zu Hause

Notwendig ist, dass Sie zu Hause Sicherheit haben. Wenn ihre Umgebung real bedrohlich ist, können Sie nicht an alten Erfahrungen arbeiten. Sie müssen dann aufpassen, dass nicht wieder etwas Schlimmes geschieht. Ihr »innerer Wächter« wird Sie früh in Alarmbereitschaft versetzen, um Gefahr abzuwenden. In einer unsicheren Umgebung nutzt Ihr Organismus alte und bewährte Überlebensmuster, um Sie zu schützen: z. B. Rückzug und Vermeidung sozialer Kontakte. Interesse und Neugier an der Welt sind kaum mehr spürbar. Die oben angesprochenen kleinen Freuden und positiven Erfahrungen können in einem solchen Zustand nur sehr eingeschränkt oder überhaupt nicht wahrgenommen werden.

Daher: Um den neuen Weg auch zu Hause fortzusetzen, brauchen Sie dort äußere Sicherheit! Nutzen Sie die Zeit in der Klinik, um für mehr Sicherheit in Ihrem Leben zu sorgen, und bitten Sie uns um Unterstützung, wo Sie allein nicht weiterkommen!

Woran können Sie Sicherheit spüren?

Wenn Sie

- eine Beruhigung der inneren Anspannung erleben
- wenn Ihr Herz langsamer schlägt und Sie ruhiger atmen
- besser schlafen
- Hunger und Durst verspüren und sich um eine ausgewogene Ernährung kümmern
- klar denken können.

Was benötigen Menschen, um sich sicher zu fühlen?

- einen ungestörten, abschließbaren Rückzugsort
- verlässliche und berechenbare Menschen in der Umgebung
- ein finanzielles Auskommen.

Sie sind nicht in Sicherheit (siehe Michaela Huber, 2005), wenn

- Sie Gewalt erleben müssen
- Sie mit jemandem, der Sie bedroht oder körperlich und/oder seelisch schädigt, die Wohnung teilen
- von einem Suchtmittel abhängig sind
- Ihr Aufenthaltsstatus als Flüchtling ungeklärt ist
- Sie keinen festen Wohnsitz haben
- Sie finanziell von jemandem abhängig sind, von dem Sie sich lösen wollen
- Sie völlig überschuldet sind
- Sie sich in einer akuten Trennungssituation befinden.

Sollten Sie sich in einer solchen oder ähnlichen Situation befinden, suchen Sie professionelle Unterstützung!

Exkurs in die Hirnforschung: Es ist gut möglich, dass Sie Sicherheit als ein Gefühl oder als Körperempfindung wahrnehmen, das mit dem Empfinden von Geborgenheit und Zugehörigkeit einhergeht, weil nahezu alle Menschen wenigstens im Mutterleib diese Erfahrung gemacht haben, sodass unser Organismus sich daran erinnern kann.

Wir beenden die Arbeit mit einer Imagination!

Arbeitsblatt: Sicherheit und Geborgenheit

An welchem Ort fühle ich mich sicher?

Mit welchem Menschen fühle ich mich sicher?

Bei welchen Tätigkeiten fühle ich mich sicher?

Woran merke ich, wenn ich mich geborgen fühle?

7. Resilienz

»Trotzdem Ja zum Leben sagen.«

Viktor Frankl

Wir beginnen mit einer Achtsamkeitsübung!

Ziel: Verstehen, worin die eigene Überlebenskunst besteht und was von diesen Fähigkeiten weiterhin nutzbar ist

Mit Resilienz ist die seelische Widerstandskraft gemeint, die es uns ermöglicht, trotz aller Schicksalsschläge das Leben zu bejahen. Traumatische Erfahrungen fordern die Resilienz in maximaler Weise heraus. Dass Sie sich in Therapie begeben haben und sich damit um sich kümmern wollen, ist Ausdruck Ihrer Resilienz! Wir wissen heute, dass Resilienz trainierbar ist und wachsen kann. Überwundene schwere Lebensereignisse stärken die Resilienz.

Die Geschichte von der Palme mit dem Stein verdeutlicht die Fähigkeit, am Widerstand zu wachsen, auf schöne Weise:

»Ein Mensch konnte nichts Schönes und Gesundes sehen. Als er in einer Oase einen jungen Palmbaum im besten Wuchs fand, nahm er einen schweren Stein und legte ihn der jungen Palme mitten in die Krone. Mit einem Lachen ging er weiter. Die Palme versuchte, die Last abzuwerfen. Sie schüttelte und bog sich. Vergebens. Sie krallte sich tiefer in den Boden, bis ihre Wurzeln verborgene Wasseradern erreichten. Diese Kraft aus der Tiefe und die Sonnenglut aus der Höhe machten sie zu einer königlichen Palme, die auch den Stein hochstemmen konnte.

Nach Jahren kam der Mann wieder, um sich an dem Krüppelbaum zu erfreuen. Da senkte die kräftige Palme ihre Krone, zeigte den Stein und sagte: ›Ich muss dir danken. Deine Last hat mich stark gemacht.‹ (nach Pater Franz Gypkens)

Es gibt in der Geschichte Beispiele von Menschen, die diese Fähigkeit entwickelt haben, manche sind berühmt wie z. B. Johann Sebastian Bach, der viele schlimme Schicksalsschläge mithilfe der Musik verarbeitete (vgl. »Überlebenskunst«, Buch mit CD von Luise Reddemann), andere – vielleicht Sie! – werden niemals bekannt und haben dennoch ebensolche Lebensleistungen vollbracht. Empfohlen sei an dieser Stelle das Buch: Der R-Faktor: Das Geheimnis unserer inneren Stärke von Micheline Rampe (2010), Norderstedt; Books on Demand GmbH.

Der berühmte Wiener Psychiater und Neurologe Viktor E. Frankl erlebte am eigenen Leib die Haft im Konzentrationslager. Er überlebte als Einziger seiner Familie. Er erkannte die Notwendigkeit, dem Leben in jeder auch noch so extremen Lage Sinn abzuringen.

Er entwickelte noch im KZ seine Gedanken darüber und verfasste diese kurz nach dem Krieg im sehr eindrucksvollen Buch »Trotzdem Ja zum Leben sagen«. Seiner Erfahrung nach ist es überlebensnotwendig, hinter dem Schrecken, dem Trauma, dem Leiden dennoch einen Sinn zu entdecken, z. B. auch dadurch, dass ich meine eigene »Überlebenskunst« entwickle, die mir im weiteren Leben hilfreich sein wird. Frankl wusste um die Bedeutung einer Zukunftsorientierung. So imaginierte er mitten im tiefsten Leiden des KZ einen warm erleuchteten Festsaal in Wien, in dem er einen Vortrag halten würde über seine KZ-Erfahrungen und seine Überlebenskunst.

Es kann manchmal nützlich sein, sich mit Biografien »Überlebender« auseinanderzusetzen. Überprüfen Sie für sich, ob Sie das wollen!

Frankl formulierte Überlebensgrundsätze, die viele Jahre später der Medizinsoziologe Antonovsky durch Untersuchungen von Frauen, die den Holocaust überlebt haben, bestätigt wurden. Sie zeichneten sich durch folgende Grundhaltungen aus: Sie erlebten trotz der scheinbaren Ausweglosigkeit noch zumindest *innere Handlungsfreiheit*, hatten das Gefühl, das Schreckliche irgendwie *verstehen* und dem Ganzen einen *Sinn* abgewinnen zu können. Antonovsky nannte diese Fähigkeiten **Kohärenzgefühl**.

Vielleicht hilft es Ihnen, sich als Überlebende/r zu begreifen und sich zu fragen, wie Sie das geschafft haben. Welchen Handlungsspielraum Sie genutzt haben, wie Sie die Zusammenhänge gesehen und welche Sinngebung Ihnen das Durchhalten ermöglicht hat.

Versuchen Sie, einen gerechten Vergleichspunkt zu wählen: Vergleichen Sie sich mit denen, die immer auf der Überholspur des Lebens zu sein scheinen und denen keine Hindernisse im Weg standen? Dann wird alles von mir Erreichte klein und unbedeutsam erscheinen. Oder schauen Sie objektiv auf **Ihren** Weg und begreifen, dass Sie trotz schwierigster Ausgangsbedingungen einen weiten Weg zurückgelegt haben?

Bei besseren Ausgangsbedingungen wären Sie vermutlich viel weiter als die anderen! Ein gerechter Bezugspunkt ist mitentscheidend dafür, wie Sie sich fühlen, erleben und wie Sie handeln! Vielleicht können Sie dann irgendwann sagen: »Ich bin stolz auf mich!«

Die Resilienzforschung benennt sieben Fertigkeiten und Lebenseinstellungen, die Widerstandsfähigkeit fördern helfen (nach M. Huber, 2005):

1. *Optimismus* (trotz allem Schweren den Mut nicht verlieren): Sich trotz allem den Humor zu bewahren, über manches vielleicht hinwegzulächeln und vor allem die Hoffnung nicht aufzugeben, dass das Schwere leichter werden kann, zeichnet optimistische Menschen aus.
2. *Akzeptanz* dessen, was nicht zu verändern ist und was man deswegen nur annehmen kann oder manchmal auch nur hinnehmen muss!
3. *Lösungsorientiertheit:* Den hilfreichen Ausweg suchen und zu handeln, wo Veränderung möglich ist.
4. *Verlassen der Opferrolle:* Die Angst überwinden und wie David gegen Goliath zum Handelnden werden und siegen.
5. *Verantwortung* übernehmen für mein Tun und Fehler als wichtige Rückmeldungen für Veränderungen begreifen.
6. *Netzwerk-Orientierung:* »Gemeinsam ist man weniger allein«. Mir Unterstützung holen, auch wenn das etwas Neues ist.
7. *Zukunftsplanung:* Weitermachen, am besten mithilfe von Etappenzielen.

Literatur, Kunst und Wissenschaft gehen häufig auf leidvolle Erfahrungen zurück. Der oben erwähnte V. Frankl ist nur ein Beispiel unter vielen. Unser Anliegen hinter diesen Hinweisen ist es, dass Sie die Perspektive einmal verändern und auf eine Entdeckungsreise gehen für all das, was Sie in Ihrem Leben geschafft und erreicht haben. Uns ist dabei bewusst, dass dies durchaus eine Herausforderung darstellt, oder wie Luise Reddemann es formuliert (2010): »Zur Resilienz gehören Mut, Entschlossenheit, Aufbegehren gegen Unrecht und Einsatz, wenn man ein belastetes Leben ändern will; man muss auch manche Unbequemlichkeit auf sich nehmen, und es braucht vor allem Geduld.«

Wir beenden die Arbeit mit einer Imagination!

Arbeitsblatt: Widerstandsfähigkeit

Bitte nehmen Sie sich ein wenig Zeit, um eine Situation herauszufinden, in der Sie Ihre Resilienz/Widerstandsfähigkeit unter Beweis gestellt haben, wo Sie z. B. optimistisch geblieben und nach einer Lösung Ausschau gehalten haben. Denken Sie dabei nicht unbedingt an die schwersten Zeiten Ihres Lebens, sondern an alltägliche Schwierigkeiten. Versuchen Sie die Frage zu beantworten: Welche der unten genannten Fertigkeiten haben mir geholfen, diese schwierige Situation zu überstehen? Kreisen Sie die Fertigkeiten ein.

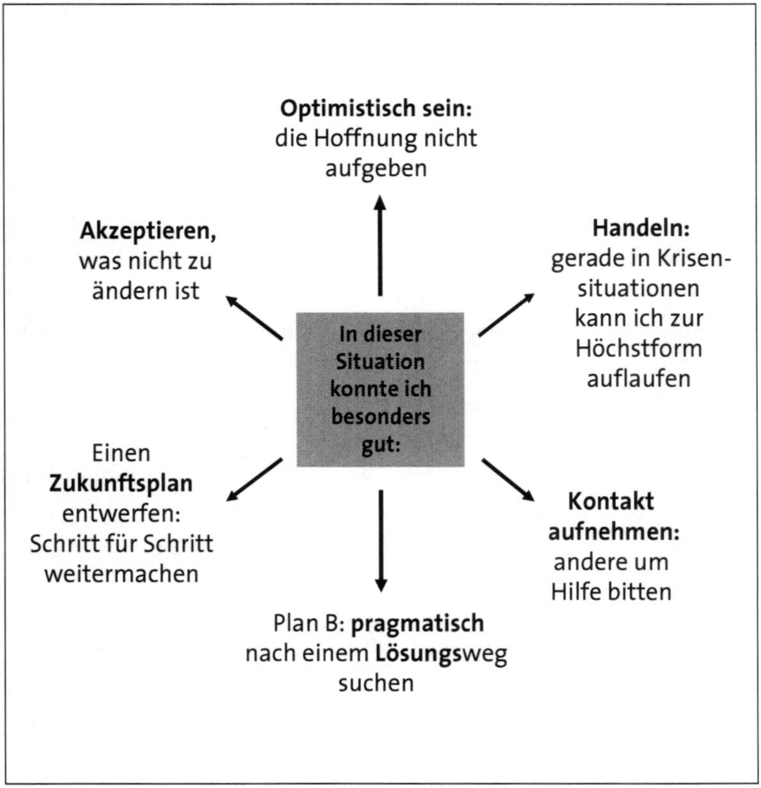

8. Bezugsgruppe – Ideen und Regeln

Glück verdoppelt sich, wenn man es teilt.

Wir beginnen mit einer Achtsamkeitsübung!

Ziel der Bezugsgruppe ist, zu ihrer Stabilisierung beizutragen. Ihre Fortschritte in der Therapie und die gegenseitige Unterstützung sollen thematisch im Vordergrund stehen. Die Gruppe bezieht sich direkt und eng auf die anderen Bausteine und Elemente unseres Traumatherapiekonzeptes. Die folgenden Regeln sollen zu einem guten Gelingen beitragen:

- Beginnen Sie mit einem festen **Einstiegsritual**, am Anfang sollte eine kurze **Achtsamkeitsübung** stehen.
- Inhalt des gemeinsamen Gesprächs sollten in der Regel die Arbeitsblätter aus diesem Therapieheft sein.
- Begegnen Sie sich mit gegenseitigem Respekt und Wertschätzung!
- Jeder spricht von sich.
- Gegensätzliche Meinungen sind willkommen und sollten konstruktiv miteinander besprochen werden.
- Es gibt kein richtig oder falsch. Versuchen Sie sich gegenseitig und Ihre Beiträge **nicht zu bewerten.**
- Akzeptieren Sie die Grenzen der anderen und helfen Sie einander, auf die eigenen Grenzen zu achten.
- Bedenken und akzeptieren Sie, dass Sie selbst, Mitmenschen und Therapeuten Fehler machen.
- Versuchen Sie eine Haltung der Offenheit und Neugierde einzunehmen und Ihre Gestaltungsmöglichkeiten in allem, besonders auch in dieser Gruppe, erkennen zu lernen.
- Überziehen Sie den Zeitrahmen von 60 Minuten nicht, weniger ist manchmal mehr!
- Schließen Sie mit einem Ritual! Das sollte in der Regel eine **Imaginationsübung**, kann aber auch eine Geschichte oder ein Text sein. Sie können hierfür die Anregungen des Therapieheftes nutzen.

- Wählen Sie für die jeweilige Stunde eine »Zeit- und Regelwächterin«: Sie darf jederzeit unterbrechen und auf die Gruppenregeln hinweisen.
- Holen Sie sich in Krisen Unterstützung vom therapeutischen Personal.

Wir beenden die Arbeit mit einer Imagination!

9. Die Posttraumatische Belastungsstörung

Ein neuer Anfang ist möglich. Wer sich anstecken lässt vom Flüstern der Sehnsucht und erste vorsichtige Schritte in die eigene Zukunft wagt, für den gilt: »Fürchte dich nicht, es blüht hinter uns her.«

Hilde Domin

Wir beginnen mit einer Achtsamkeitsübung!

Ziele:

1. Beschreibung der Symptome der Posttraumatischen Belastungsstörung (PTBS)
2. Wichtige Begriffe der Traumatheorie kennenlernen
3. Verständnis eines Erklärungsmodells für die Traumafolgestörungen

Was ist ein (Psycho-)Trauma?
Mit einem Psychotrauma ist eine »seelische Wunde« gemeint, die auf ein Ereignis zurückgeht, das extreme Angst und Hilflosigkeit ausgelöst und die Verarbeitungsmöglichkeiten der Betroffenen überfordert hat.

Es können zufällige Ereignisse (z. B. Naturkatastrophen) traumatisierend wirken oder von Menschen absichtlich herbeigeführte Situationen. Dabei gilt meist: Je schwerer, anhaltender und absichtlicher es war und je näher einem die Person gefühlsmäßig stand, desto weitreichender sind die Folgen.

Aber es sind nicht nur die dramatischen Ereignisse von Missbrauch und Gewalt, an die meist bei diesem Thema gedacht wird, sondern auch die eher stummen Formen, die sich in emotionaler Vernachlässigung und unzureichender Bindungssicherheit in vielen Elternhäusern abgespielt haben. Diese sind besonders deswegen von so großer Bedeutung, weil sie mit spürbaren Folgen in der Selbstberuhigungsfähigkeit und Gefühlskontrolle einhergehen.

Erstarrung (»Freeze«) und Unterwerfung (»Submission«)
Die instinktive Reaktion des Organismus auf eine Bedrohung ist in der Regel zunächst der Impuls, zu kämpfen oder zu fliehen. Ist dies in der konkreten Situation nicht möglich oder auch nicht sinnvoll, wird im autonomen Nervensystem ein Erstarrungszustand (»Einfrieren« = »Freeze«) oder eine Unterwerfungshandlung (»Submission«) ausgelöst. Diese sind auf der Gefühlsebene mit dem Erleben völliger Hilflosigkeit verbunden.

Kommt es in einer überwältigenden Situation zu einer Erstarrungs- oder Unterwerfungsreaktion, ist die Gefahr, dies als Trauma zu erleben und eine Posttraumatische Belastungsstörung zu entwickeln, wesentlich größer, als wenn es eine Möglichkeit gab, zu kämpfen oder zu fliehen, also sichtbar etwas gegen das Schreckliche zu tun.

Exkurs in die Hirnforschung: Wenn im autonomen Nervensystem der Sympathikus das Kommando übernimmt, geht dies mit maximaler Erregung einher und führt später oft zu quälenden Wiedererinnerungen (Flashbacks). Herrscht der Parasympathikus vor, droht Unterwerfung, oft verbunden mit dissoziativen Symptomen (siehe entsprechendes Kapitel).

Der Erstarrungszustand existiert gleichermaßen bei Mensch und Tier (Literatur: Levine, P., 1998: Trauma-Heilung. Das Erwachen des Tigers). Im Tierreich hat das Erstarren oft eine lebensrettende Funktion:

- Angreifer fressen regungslose Beute nur, wenn sie sehr hungrig sind,
- sie entdecken bewegungslose Beute außerdem viel schlechter;
- ferner hemmt Bewegungslosigkeit den Aggressionstrieb der Angreifer
- und schließlich erspart die damit einhergehende Anästhesie (Schmerzunempfindlichkeit) Leiden.

Im autonomen Nervensystem laufen bei der **Unterwerfungsreaktion** folgende körperliche Veränderungen ab:

- der Blutdruck sinkt
- der Puls wird niedriger
- die Muskulatur erschlafft

- die Hände und Füße werden kalt
- die Pupillen verengen sich und werden feucht
- es tritt Schmerzunempfindlichkeit ein.

Während im Tierreich allerdings diese *unwillkürliche* Erstarrung nach dem Entrinnen aus der Gefahr durch instinktive körperliche Reaktionen (z. B. »Schütteln« oder »Zittern«) wieder aufgelöst wird, setzt bei uns Menschen meist der verstandesmäßige Teil des Gehirns dieses instinkthafte Auflösen der angestauten Energie außer Kraft (vgl. Peter Levine, 1998).

Die Erstarrungs- und Unterwerfungsreaktionen haben bei uns Menschen – im Gegensatz zu den Tieren – auch Auswirkungen auf unser Bewusstsein. Die Erfahrung von Bewegungsunfähigkeit bewirkt eine Verstärkung der Angst und Hilflosigkeit. Ein Teufelskreis schließt sich: Die verstärkte Angst hält die Erstarrung aufrecht. Auf der psychischen Ebene kommt es dann oft zum Phänomen der *Dissoziation*. Die Dissoziation ist ein wichtiges Symptom, mit dem wir uns ausführlich beschäftigen werden.

Die bereits erwähnten Erfahrungen von emotionaler Vernachlässigung und unzureichender Bindungssicherheit werden hier bedeutsam. Lernt ein weinendes Kind nicht ausreichend, sich in den schaukelnden Armen eines tröstenden Menschen zu beruhigen, kann das zu einer eingeschränkten Selbstberuhigungsfähigkeit führen. Auf neurophysiologischer Ebene wissen wir heute, dass diese Fähigkeit mit einem Teil des Vagusnerves zusammenhängt. Er wird aktiviert durch wohlwollende Zuwendung, die in Sprache, Satzmelodie und Gesichtsausdruck des Gegenübers erkannt werden. In unserer Traumabehandlung ist auch aus diesem Grund die körperorientierte Therapie des Qigong sehr wichtig. Auch Yoga, Singen und rhythmische Ausdrucksmöglichkeiten können diesbezüglich hilfreich sein.

Was ist eine (PTBS) Posttraumatische Belastungsstörung?

Wenn ein Erlebnis traumatisierend war, führt es zu Symptomen, die in der medizinischen Fachsprache »Traumafolgestörungen« genannt werden. Die häufigste Traumafolgestörung ist die Posttraumatische Belastungsstörung, die man an den folgenden Symptomen erkennt:

Wiedererleben der traumatischen Erfahrungen in:

- sich aufdrängenden Erinnerungen (z. B. Albträume, Flashback)
- psychischer Belastung und/oder körperlicher Belastung nach Hinweisreizen (Trigger).

Vermeidung:

- Vermeidung von mit dem Trauma in Verbindung stehenden Menschen, Orten und Aktivitäten
- Vermeidung von traumabezogenen Erinnerungen, Gedanken und Gefühlen. Auch durch dissoziative Phänomene (z. B. Amnesie: ich kann mich an bestimmte Dinge überhaupt nicht erinnern)
- Unter Umständen mit ausgeprägtem sozialen Rückzug und eingeschränkter Aktivität in wesentlichen Lebensbereichen
- Gefühlsabflachung, nicht selten verbunden mit einer Selbstmedikation häufig von Suchtmitteln (Alkohol, Drogen, Beruhigungsmedikamente)
- eingeschränkte Gefühle
- Gefühl einer eingeschränkten Zukunft
- Unterdrückung der Orientierungsreaktion.

Hypervigilanz (Überwachheit und Übererregung des vegetativen Nervensystems):

- Schlafstörungen
- psychophysiologische Anspannung
- Gereiztheit und Wutausbrüche
- Konzentrationsstörungen
- Herzrasen, Atemnot, Beklemmungen
- Schreckhaftigkeit.

Wie kann man die Symptome der PTBS erklären?

Einige Symptome der PTBS sind ein biologisches »Notfall- oder Schutzprogramm«, das bei dem geringsten Anzeichen von Gefahr ausgelöst werden kann:

Unterdrückung der Orientierungsreaktion und schnelle Flucht
Die sogenannte *Orientierungsreaktion* hilft uns normalerweise, auf Unerwartetes bewusst und kontrolliert zu reagieren und es neugierig zu untersuchen. Wenn man unter einer PTBS leidet, wird diese Orientierungsreaktion sehr schnell unterdrückt: Schon beim geringsten Anzeichen von Gefahr läuft sofort ein Notfallprogramm ab: das Gehirn schaltet automatisch auf »Fliehen« oder »Kämpfen« nach dem eigentlich sinnvollen Prinzip: »Besser schnell weg, als dass noch mal dasselbe passiert!« oder »Besser eine unnötige Flucht als eine Flucht zuwenig« oder »Besser gleich zurückschlagen, bevor jemand mich verletzt!«

Unterbleibt die Orientierungsreaktion, findet jedoch keine Überprüfung der gegenwärtigen Situation mehr statt: Die Situation wird nicht daraufhin untersucht, ob sie tatsächlich gefährlich ist, sondern gleich verlassen. Folglich kann ich nicht herausfinden, ob die Angst oder auch Wut in der aktuellen Situation unberechtigt ist. Wenn diese Überprüfung der Situation ausbleibt, werde ich aber beim nächsten Mal wieder Angst haben. Die Angst erhält sich selbst und weitet sich häufig auf immer mehr Situationen aus.

Die **PTBS** kann man also verstehen als unangemessene Beibehaltung einer früher hilfreichen Schutzreaktion des Gehirns, die mich

Die früher sinnvolle Schutzreaktion kann heute belastendes Symptom sein:

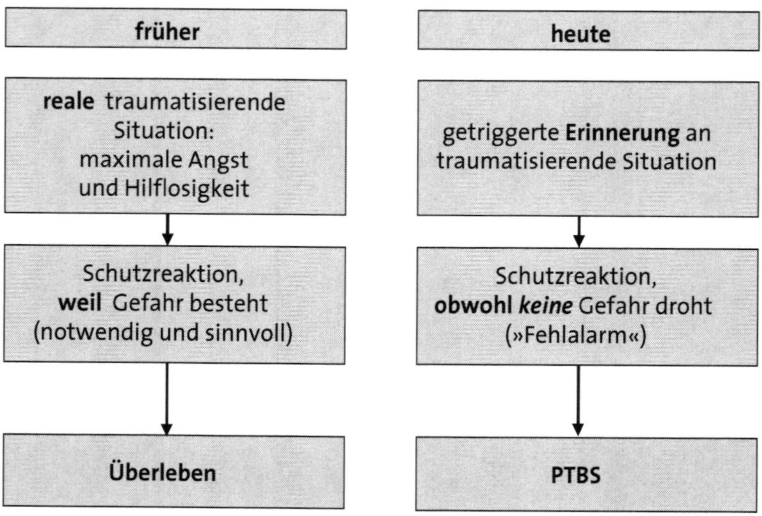

heute im Leben sehr einschränkt und belastet. Dabei treten viele Symptome der PTBS diskontinuierlich auf: Sie sind nicht immer vorhanden, dann aber plötzlich und unkontrollierbar da. Individuell sehr verschiedene Auslöser (»**Trigger**«), die oft gar nicht bewusst wahrgenommen werden, führen

- dazu, dass »vergessene« Erinnerungen doch wieder ins Bewusstsein gelangen,
- dazu, dass starke Gefühle das Bewusstsein überfluten und es erschweren, sich in der Gegenwart zurechtzufinden (»**Flashback**«),
- zu aggressiver Verteidigung,
- zu Flucht,
- zu Erstarrung (»Freeze«) oder Unterwerfung.

Andere Traumafolgestörungen

Traumatische Erfahrungen können auch zu anderen psychischen Störungen führen. Manchmal treten diese erst Jahre nach den traumatischen Erfahrungen auf. Dies können psychosomatische Erkrankungen, Ängste, Suchterkrankungen oder Depressionen, aber auch Persönlichkeitsstörungen, wie z. B. die Borderline-Persönlichkeitsstörung, sein.

Komplexe PTBS

Nach multiplen und andauernden Traumatisierungen kann es zu einer Ausweitung der PTBS kommen, die man dann **komplexe** PTBS nennt. Der Vorteil einer solchen Beschreibung ist der, dass unterschiedliche Symptome zu einem Krankheitsbild zusammengefasst werden, die man sonst mit verschiedensten Krankheitsbildern beschreiben müsste. Dies ist auch insofern stimmig, weil der komplexen PTBS in der Regel eine klare Ursache zugrunde liegt – nämlich eine anhaltende Traumatisierung. Diese kann zu einem derart veränderten Erleben der eigenen Person und der Umwelt führen, wie es hier beschrieben wird, man kann sagen: Die gesamte Person ist betroffen. Gleichzeitig gilt auch hier: Alle Symptome und Einschränkungen haben auch Schutzcharakter!

Eine komplexe PTBS zeigt sich in Auswirkungen auf die Persönlichkeit und noch stärkerer Beeinträchtigung des alltäglichen Lebens. Es können z. B. Schwierigkeiten mit der emotionalen Regulation bestehen; alles, was sich um Gefühle dreht, ist oft unangenehm, macht Angst oder wird vermieden. Daraus können Spannungen entstehen, die sich gegen andere Menschen oder die eigene Person richten können. Meist fällt es Menschen mit komplexer PTBS schwer, sich anderen anzuvertrauen, sie ziehen sich stattdessen zurück und können oft nicht spontan sein. Dissoziationen und Gedächtnislücken schränken die alltägliche Funktionstüchtigkeit ein. Nicht selten wird dies begleitet von schweren Selbstvorwürfen, Schuld- und Schamgefühlen. Typischerweise kommen verschiedene körperliche Beschwerden hinzu, für die Ärzte oft keine ausreichende Erklärung finden, häufig sind dies Schmerzen.

Zusammenfassend lassen sich 6 Bereiche nennen, die meist in irgendeiner Art und Weise bei Menschen mit einer komplexen PTBS betroffen sind:

- die **Regulation von Gefühlen und Impulsen**, dies zeigt sich möglicherweise in folgenden Schwierigkeiten bzw. Einschränkungen: in starken Stimmungsschwankungen mit der Unfähigkeit, sich selbst zu beruhigen; in unerträglichen Anspannungszuständen, die zu einem Suchtmittelgebrauch führen können, in fremd- oder autoaggressiven Impulsen, selbstdestruktiven und unter Umständen suizidalem Verhalten oder in exzessivem Risikoverhalten. Auch die sexuelle Erlebnisfähigkeit kann beeinträchtigt sein. – Man könnte sagen, dass das Grundthema die Angst vor den eigenen Gefühlen ist!

- die **Veränderung von Aufmerksamkeit und Bewusstsein**, die sich zeigen kann in einer veränderten Wahrnehmung der Umgebung (Dissoziation mit ihren unterschiedlichen Facetten, siehe dazu die entsprechenden Kapitel) und der eigenen Erinnerungen (Amnesie).

- die **Selbstwahrnehmung:** Eine unzureichende Selbstfürsorge kann ein Zeichen dafür sein, ebenso wie das Gefühl, dauerhaft zerstört zu sein, oder Schuld- und Schamgefühle. Nicht selten fühlt man sich von seiner Umwelt abgeschnitten oder isoliert und bagatellisiert gefährliche Situationen. Man könnte sagen, die Fähigkeit, für ausreichende Sicherheit zu sorgen und sich gut um sich selbst zu kümmern, ist beeinträchtigt.

- die **Beziehung zu anderen** Menschen ist gestört, was sich zeigen kann in ausgeprägtem Misstrauen, Vermeidung jeglicher sozialer Kontakte bzw. keinen nahen Beziehungen. Nicht selten berichten Patienten, überhaupt keine engen Freunde oder Bezugspersonen zu haben. Gleichzeitig geraten die Betroffenen nicht selten wieder in schädliche bzw. schädigende Beziehungen (siehe Kapitel Beziehungsgestaltung). Man könnte sagen, die sozialen Kompetenzen sind eingeschränkt durch früher schädigende Beziehungserfahrungen und tragen dazu bei, solche Erfahrungen zu wiederholen.

- das eigene **Körpererleben** ist häufig verändert, es können verschiedene körperliche Beschwerden auftreten, für die es keine körperliche Ursache gibt. Diese Beschwerden können sich auf das gesamte Organsystem beziehen, sozusagen von Kopf bis Fuß, am häufigsten handelt es sich um körperlich nicht oder nicht vollständig erklärbare Schmerzen. Man könnte sagen, dass der Körper ein Spiegelbild für traumatische Erfahrungen darstellt und das erfahrene Leid auf seine Art zum Ausdruck bringt.

- die Veränderung von persönlichen **Lebenseinstellungen** kann sich niederschlagen in Verzweiflung und Hoffnungslosigkeit, die auf persönliche Grundüberzeugungen, Werte oder Glaubenseinstellungen abfärbt. So kann es sein, dass man von der Zukunft nichts Positives mehr erwartet, eine resignierte Lebenshaltung entwickelt und von häufigen Sinnlosigkeitsgefühlen geplagt wird. Es liegt nahe, dass dann auch eine aktive Lebensgestaltung und die Fähigkeit zu angenehmen Aktivitäten stark beeinträchtigt ist. Man könnte sagen, der Halt und das Vertrauen ins Leben sind erschüttert.

Achtung: Dies alles sind einseitige und letztlich pathologische Beschreibungen, wie sie im Gesundheitswesen typischerweise gefordert werden, um Leistungen, d. h. auch notwendige Psychotherapie zu erhalten. Sie helfen auch, eigenes Leiden besser einordnen und verstehen zu können. Sie sind aber immer nur eine Seite einer Medaille, auf deren anderen Seite die Ressourcen, Fähigkeiten und Stärken stehen, auf die wir immer wieder zurückkommen und auf die wir Sie immer wieder hinweisen möchten!

Wir beenden die Arbeit mit einer Imagination!

Arbeitsblatt: Ein schönes Lebensereignis

Das Nachdenken über die PTBS hat möglicherweise belastende Erinnerungen wachgerufen. Die folgende Übung hat zum Ziel, Ihre Gedanken wieder bewusst auf ein positives Ereignis in Ihrem Leben zu lenken. Nehmen Sie sich ein wenig Zeit und versuchen Sie sich bitte an ein schönes Erlebnis zu erinnern. Schreiben Sie die Erinnerung in ein paar Sätzen auf oder malen Sie etwas Passendes.

10. Dissoziation

Nicht müde werden,
sondern dem Wunder
leise
wie einem Vogel
die Hand hinhalten.

Hilde Domin

Wir beginnen mit einer Achtsamkeitsübung!

Ziel:

1. Verstehen, was Dissoziation ist
2. Dissoziation als Notfallreaktion einerseits und als Symptom andererseits verstehen lernen

1. Wann entsteht »Dissoziation«?
Dissoziation ist eine Notfallreaktion. Sie erfolgt dann, wenn man extreme Angst oder emotionale Anspannung erlebt, die gegenwärtig nicht anders bewältigt werden kann als durch einen inneren Ausstieg aus dem Erleben. Sie geht äußerlich oft mit einem Erstarrungszustand einher und ermöglicht es, traumatisierende Situationen zu überstehen.

2. Was versteht man unter Dissoziation?
Dissoziation ist ein psychischer Schutzmechanismus mit dem Ziel, die eigene Unversehrtheit zu schützen. Vereinfacht könnte man sagen: Die Dissoziation trennt das psychische Erleben von der Sinneswahrnehmung des Körpers ab. »Ich muss nicht erleben, was dem Körper passiert.« Man kann Dissoziation übersetzen mit »Abspaltung«.

Dissoziation kann unterschiedlich stark ausgeprägt sein und wenige Sekunden, Minuten oder auch Stunden andauern. Meist weiß man hinterher nicht, wie lange die Dissoziation gedauert hat: das Zeitgefühl geht verloren.

Dissoziation kann sich in unterschiedlichen Bereichen auswirken: Meist ist das *Denken* betroffen: Man kann sich nicht an Dinge erinnern, die passiert sind (Amnesie), oder erinnert sich nur an wenige Bilder oder einzelne Sätze, die gesagt wurden (fragmentarische Erinnerung). Oft kann man von dem traumatischen Ereignis nicht zusammenhängend erzählen oder zweifelt, ob es wirklich passiert ist. Es ist so, als würde die Dissoziation die *Erinnerung* auslöschen wollen. Vielleicht kann man sich die Dissoziation wie eine Staumauer vorstellen, die die Flut der Erinnerungen zurückhält und nicht ins Bewusstsein kommen lässt.

Dissoziation kann sich aber auch mehr auf der *körperlichen Ebene* und auf das *Fühlen* auswirken. Es kann zu einer Veränderung der Wahrnehmung kommen: Sehstörungen (Tunnelblick, Nebelsehen), Veränderung der Hör- oder Geruchsempfindung, emotionale Taubheit (als ob die Fähigkeit zu fühlen verloren gegangen wäre) oder die Unfähigkeit, verschiedene Körperregionen zu spüren. Es kann sein, dass man keine Schmerzen spürt (Anästhesie) oder sich ganz oder teilweise nicht mehr bewegen kann (Lähmung). Aber auch das Gegenteil kann passieren: Schmerzen können plötzlich da sein; der Körper erinnert sich, das Bewusstsein nicht.

Dissoziation kann sich schließlich auch auf das *Verhalten* auswirken: Manchmal stellen Betroffene fest, dass sie in der Dissoziation Dinge tun, an die sie sich hinterher nicht mehr erinnern können. Wenn das regelmäßig passiert, erlebt man sich möglicherweise so, als wäre man nicht immer die gleiche Person. Dies führt nicht selten zu einer erheblichen Verunsicherung, das Gefühl für die eigene *Identität*, der Frage, wer ich eigentlich bin, ist dann gestört.

Wir können also zusammenfassen, dass Dissoziation unterschiedlichste Bereiche des Erlebens und der Wahrnehmung betreffen kann: die Gedanken, die Erinnerungen, den Körper, die Gefühle, das Verhalten und die eigene Identität.

3. Was sind die Folgen? Dissoziation als Symptom

In einer traumatisierenden Situation ist die Dissoziation eine hilfreiche Notfallreaktion. Wenn man jedoch wieder in Sicherheit ist, kann es trotzdem zu neuen Dissoziationen kommen – auch nach vielen Jahren. Wir nennen dies »symptomatische Dissoziation«. Menschen, die oft in Gefahr waren und oft dissoziierten, fallen viel schneller in dissoziative Zustände zurück. Wenn man dissoziiert, obwohl man nicht wirklich in Gefahr ist, ist die Dissoziation zu einem Symptom geworden, das die »Funktionsfähigkeit« im Alltag und die Lebensqualität stark beeinträchtigt. Bildhaft könnte man sich eine Art »inneren Wächter« vorstellen, der zu schnell die Dissoziation einleitet.

Die Auslöser (Trigger) für diese Art der Dissoziation sind oft nicht bewusst. Man erlebt dann nur, dass von jetzt auf gleich starke Symptome auftauchen. Zum Trigger werden Sinneswahrnehmungen aus der traumatischen Situation. Wir nennen dieses Phänomen Blitzlicht-Erinnerung: Wenn uns etwas tief erschüttert, ängstlich und hilflos macht, wird die Szene wie von einem Blitz taghell erleuchtet und trägt so dazu bei, dass Dinge in Erinnerung bleiben, die dann später zu Triggern werden können, z. B. Gerüche, das Muster des Teppichs, der Verkehr vor dem Fenster, ein Wort, die eigene Körperhaltung etc. Die in diesen Situationen vorhandenen intensiven Gefühle führen dazu, dass sich diese Dinge quasi ins Gedächtnis einbrennen.

Jemand, der eine Brandkatastrophe erlebt hat, wird vielleicht dissoziieren, wenn er nur ein kleines Feuer riecht.

Die symptomatische Dissoziation kann im Körper die gleichen Veränderungen bewirken wie die Dissoziation als Notfallreaktion. Die Dissoziation kann auch gemeinsam mit anderen PTBS-Symptomen auftreten: Es kann (häufig vor der eigentlichen Dissoziation) zu einem »Wiedererleben« (Flashback) der traumatischen Situation kommen: man fühlt sich plötzlich wie damals (extreme Angst) und hört, riecht oder sieht wieder, was war. Es ist so, als würde man von den Gefühlen überflutet, nachdem deren »Staumauer« gebrochen ist.

4. Diagnostik der Dissoziation

Die Einschätzung der Dissoziationsneigung ist sehr schwierig, da die eigene Wahrnehmung und Erinnerung von der Dissoziation beeinflusst wird. Fragebögen (z. B. FDS und SDQ 20) können helfen, das Ausmaß an Dissoziation zu erfassen.

Betroffene lernen im Laufe der Zeit, die eigene Dissoziation an bestimmten Erfahrungen zu erkennen:

- innerlich aus dem Kontakt mit dem Gegenüber gehen
- plötzlich verstärkte innere Unruhe spüren
- der Blick wird starr und richtet sich nach unten

- ein »Nebelgefühl« bekommen
- sich an bestimmte Ereignisse aus dem Alltag nicht mehr erinnern können, auf die andere mich ansprechen
- auf Dinge stoßen, die ich getan haben muss, an die ich mich aber nicht erinnern kann.

Wir beenden die Arbeit mit einer Imagination!

Arbeitsblatt: Trigger

Vielleicht gelingt es Ihnen, sich an Auslöser/Trigger zu erinnern, die bei Ihnen schon einmal Dissoziation oder andere PTBS-Symptome ausgelöst haben. Jeder Trigger, der Ihnen bewusst wird, verliert an Kraft und Sie gewinnen die Kontrolle zurück.

Die Beschäftigung mit Triggern kann belastend sein. Beschäftigen Sie sich mit dieser Übung nur, wenn Sie sich sicher und wohlfühlen, und hören Sie auf, wenn Sie merken, dass es Ihnen zu viel wird! Das oberste Ziel dabei ist: stabil bleiben und nicht die Kontrolle verlieren.

Welche Trigger haben bei mir in der Vergangenheit Dissoziation oder hohe emotionale Anspannung ausgelöst?

11. Therapie der Dissoziation und Umgang mit hoher emotionaler Anspannung

Wenn ich einen grünen Zweig im Herzen trage,
wird sich ein Singvogel darauf niederlassen.

Aus China

Wir beginnen mit einer Achtsamkeitsübung!

Ziel:

1. Dissoziation verhindern und unterbrechen lernen
2. Eine persönliche »Werkzeugkiste« zur Regulierung der inneren Anspannung erarbeiten

Dissoziation verhindern

Dissoziation wird oft als Kontrollverlust erlebt, bewirkt hohen Leidensdruck und schränkt die Lebensqualität ein. Aus therapeutischer Perspektive ist es daher sinnvoll, dass Sie die bewusste Kontrolle über sich zurückgewinnen. Dies schafft Sicherheit (vgl. das entsprechende Kapitel).

Ihr »innerer Wächter« kann lernen, dass die auslösenden Trigger *heute* nicht mehr mit realer Gefahr verbunden sind. Dann wird er auch die Dissoziation seltener auslösen. Dabei ist es nötig, dass unbewusst ablaufende Prozesse wieder bewusst werden. Dies gelingt nicht von heute auf morgen, Sie brauchen Geduld: Ein Weg entsteht dadurch, dass er begangen wird.

Auf der Seite 104 finden Sie eine Grafik. Diese soll verdeutlichen, dass der Dissoziation immer ein emotionaler Anspannungszustand vorausgeht. Ein Auslöser (Trigger) lässt die emotionale Anspannung schnell ansteigen. Wenn diese eine bestimmte Grenze überschreitet (»Roter Bereich«), kommt es viel schneller zu dissoziativen Symptomen.

Wenn es Ihnen gelingt, Ihre emotionale Anspannung zu kontrollieren, können Sie die Dissoziation verhindern! Ein achtsamer Umgang mit sich selbst ist dabei ein wichtiges Instrument, das Ihnen anzeigt, wo sich Ihre emotionale Anspannung gerade befindet und was Sie zur Gegenregulation benötigen könnten. Dabei lohnt es sich, auch schon auf eine mittlere Anspannung im »Gelben Bereich« zu reagieren, da hier bereits eine geringe zusätzliche Aufregung reicht, um Sie an die kritische Grenze (»Roter Bereich«) zu bringen. Wenn Sie vorher Ihre Spannung senken können, gewinnen Sie also mehr Spielraum für das, was von außen auf Sie zukommt.

Dazu ist es hilfreich, **Zeichen erhöhter emotionaler Anspannung** bei sich zu kennen. Woran könnte ich merken, dass meine innere Anspannung steigt? Gibt es vielleicht Rückmeldungen aus meiner Umgebung, die ich als »Wasserstandsmeldung« nutzen kann (Rückmeldung vom Partner oder Gedanken wie: »alles nervt mich, ich zapple herum, ich will hier weg …«)? Denn wenn ich bereits frühe Anzeichen erkennen lerne, kann ich auch frühzeitig Gegenmaßnahmen ergreifen in Form meiner persönlichen Fertigkeiten.

In der Abbildung auf Seite 104 finden Sie leere Zeilen. Hier können Sie Tätigkeiten oder »Werkzeuge« eintragen, die Ihnen helfen:

a) Ihre emotionale Anspannung zu reduzieren,
b) die Dissoziation zu unterbrechen.

Es lohnt sich, einige Zeit darauf zu verwenden, um wirklich hilfreiche Fertigkeiten zu finden.

Arbeitsblatt: Persönliche Werkzeugkiste

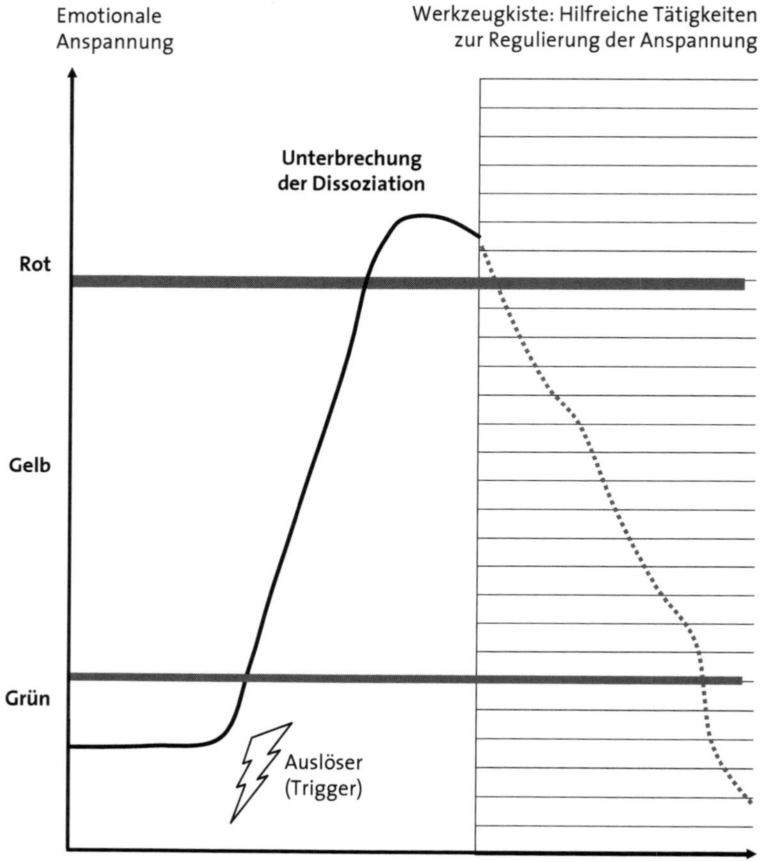

Beispiele für Fertigkeiten zur Spannungsregulation

- Achtsamkeit: überhaupt wahrnehmen, wie es mir geht; z. B. auf den Atem achten, den Körper oder einzelne Körperteile spüren
- Bewusst überprüfen, ob es in der aktuellen Situation Gefahr oder Trigger gibt: Orientierung
- Einschätzen der emotionalen Anspannung: Wo bin ich gerade? Im grünen, gelben oder roten Bereich?
- Ablenken: etwas Schönes anschauen, bewusst Musik hören, spazieren gehen, ein Gespräch, …)
- Imaginationsübung anwenden

- Entspannungsübung
- Atemübung
- Künstlerische Beschäftigung: Malen, Tonen, Speckstein, Musizieren, …

Dissoziation vermeiden und unterbrechen
Wenn die emotionale Spannung bereits im »Roten Bereich« ist und eine Dissoziation einsetzt, benötigen Sie Tätigkeiten zur Unterbrechung der Dissoziation. Oft sind starke Sinnesreize hilfreich und »bilaterale Stimulation«, d.h. Bewegungen, die beide Körperseiten (und damit beide Gehirnhälften) mit einbeziehen. Wenn Sie Ihre persönlichen Werkzeuge gefunden haben, sollten Sie diese oben in die »Werkzeugkiste« eintragen. Gut wäre es auch, diese auf einen kleinen Zettel zu schreiben und immer mit dabeizuhaben.

Beispiele für Notfallfertigkeiten

- Starke Sinnesreize, kaltes Wasser, starke Gerüche (z. B. Riechsalz / Ammoniak, »Snuffy«) oder Geschmack (Chiligummibärchen …)
- Abwechselndes Fingerschnippen links-rechts neben den Ohren
- Schnell gehen, dabei fest auftreten und die Arme mitschwingen oder joggen (wenn nicht anders möglich: auf der Stelle laufen)
- 5-4-3-2-1-Übung: 5 grüne Dinge im Raum suchen und benennen, 4 blaue, 3 gelbe, …
- Zehenstand: mehrfach 10 Sekunden oder Gewichtsverlagerung links-rechts
- Fußpedal-Atemübung: rechts »Gas geben«, gleichzeitig einatmen – linkes Pedal drücken, gleichzeitig »Gas wegnehmen« und ausatmen – wieder rechts Gas geben …
- Kieselstein im Schuh / barfuß über Steine laufen
- Jonglieren
- Tanzen
- Imaginationsübung: Erinnerungen in einen Behälter packen und abschließen (Tresorübung)
- Unsinnige Wörter wie z. B. Gardinenschaf etc. denken, aussprechen oder aufschreiben

Wir beenden die Arbeit mit einer Imagination!

Arbeitsblatt: Wahrnehmung der inneren Anspannung

Versuchen Sie bitte aufzuschreiben, woran Sie persönlich bemerken, dass Ihre innere Anspannung größer wird. Was spüren Sie dabei körperlich? Was spüren Sie bei geringerer, was bei hoher emotionaler Anspannung?

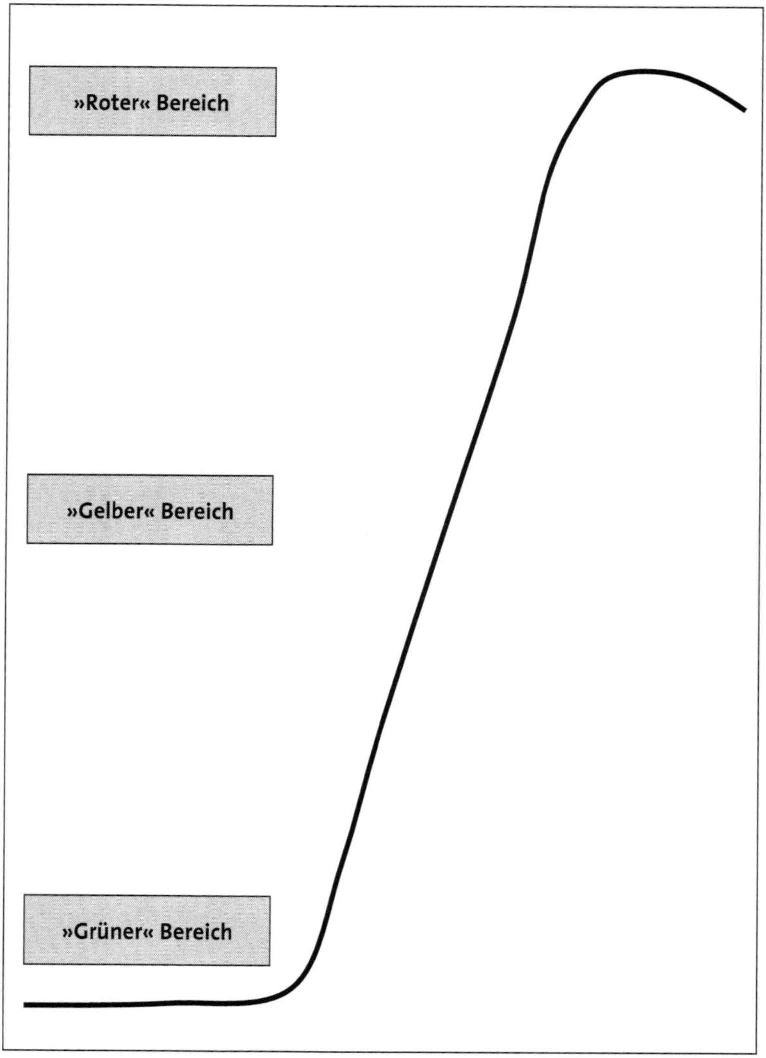

12. Die Persönlichkeitsanteile

Denn es ist ein, wie es scheint, eingeborenes und völlig zwanghaft wirkendes Bedürfnis aller Menschen,
dass jeder sein Ich als eine Einheit sich vorstelle. Mag dieser Wahn noch so oft, noch so schwer erschüttert werden, er heilt stets wieder zusammen.

H. Hesse

Wir beginnen mit einer Achtsamkeitsübung!

Ziele:

1. Sich selbst im Erleben und Verhalten besser verstehen
2. Denkmodelle kennenlernen, die annehmen, dass Menschen unterschiedliche Persönlichkeitsanteile haben
3. Kontrolle über das eigene Erleben und Handeln zurückgewinnen

Oft kennen traumatisierte Menschen sehr unterschiedliche Seiten von sich: Es gibt Situationen, in denen man gut zurechtkommt, und andere Situationen, in denen man einfachste Dinge nicht erledigen kann. Vielleicht fühlt man sich sogar einerseits als starke Persönlichkeit und hat dann immer wieder Stunden, in denen man sich klein und hilflos fühlt und sich kaum vor die Tür traut. Man befindet sich in verschiedenen »Ich-Zuständen« (»Ego-States«).

Wenn diese unterschiedlichen »Ich-Zustände« sehr ausgeprägt sind, sprechen wir davon, dass man in verschiedene »Persönlichkeitsanteile« hineinschlüpft. Vielleicht hilft es für das Verständnis dieser Vorgänge, sich einen professionellen Schauspieler vorzustellen, der von jetzt auf gleich in eine Rolle zu schlüpfen vermag und diese dann intensiv verkörpern kann. Der Schauspieler kann jederzeit *willentlich* aussteigen und die Rolle wieder verlassen. Traumatisierte Menschen wechseln häufig *unbewusst* aus einem Ich-Zustand in einen anderen, es passiert unbeabsichtigt und ohne eigene Kontrolle.

Der Ich-Zustand hängt oft von der äußeren Situation und insbesondere der *erlebten Sicherheit* ab. In immer gleichen Alltagssituationen, die vorhersehbar und stabil sind, ist es leichter, in einem Ich-Zustand zu bleiben. Arbeitskollegen kennen beispielsweise nur die »kompetente Kollegin«. Wenn die Wechsel zwischen den Persönlichkeitsanteilen häufiger und plötzlich auftreten, führt dies oft zu Schwierigkeiten im sozialen Umfeld: Andere wundern sich, warum man sich »so aufregt«, oder die PartnerInnen verstehen nicht, was auf einmal mit einem los ist. Aber auch im Umgang mit sich selbst kann man dadurch erheblich verunsichert sein.

Mit dieser Vorstellung, dass wir verschiedene Persönlichkeitsanteile haben, möchten wir gerne arbeiten. Hilfreich erscheint uns dafür die Vorstellung einer »inneren Bühne«, auf der diese Anteile auftreten können. Je nachdem, wer gerade die Hauptrolle »spielt«, verhalten und erleben wir uns. Bedeutsam für Traumafolgestörungen und deshalb auch für die Traumatherapie sind die raschen, nicht kontrollierbaren Wechsel, Zustände, in die man sozusagen hineinfällt. Dies trägt zu erneuter Hilflosigkeit und Unsicherheit bei! Hier möchten wir dazu beitragen, in Zukunft damit besser umgehen zu lernen.

Wir möchte Sie ermuntern, mit Ihrem inneren Beobachter diese innere Bühne anzuschauen und Ihre Persönlichkeitsanteile kennenzulernen. Vielleicht erkennen Sie innere Anteile, die sich auf der Bühne in den Vordergrund drängen und die Hauptrolle übernehmen. Beispielsweise kann ein solcher Anteil bewirken, dass man sich einem Menschen gegenüber abwehrend und aggressiv verhält, obwohl ein anderer Anteil denselben Menschen sogar nett findet. Solche inneren Konflikte können sehr anstrengend sein und führen nicht selten zu Problemen in der Beziehungsgestaltung mit anderen Menschen.

Auch wenn Sie das zunächst verwundern mag, gehen wir davon aus, dass alle Persönlichkeitsanteile die Absicht haben, Ihnen zu helfen, und zumindest in der Vergangenheit dem Überleben dienten. Möglicherweise passen jedoch die Hilfe-Strategien mancher Persönlichkeitsanteile *heute* nicht mehr so gut wie *früher!* Da diese Anteile oft als störend erlebt werden, nennen manche Traumatherapeuten sie auch »Störenfriede«.

Wir möchten Sie einladen zu überlegen, ob Sie selbst innere Persönlichkeitsanteile erleben. Gibt es jüngere Anteile? Gibt es erwachsene Anteile? Was will ein Persönlichkeitsanteil möglicherweise erreichen? Wie war ein Anteil Ihnen früher nützlich? Es könnte lohnend sein, sich mit den Qualitäten und Fähigkeiten eines jeden Anteils zu beschäftigen. Und vielleicht entdecken Sie dabei sogar, dass Ihnen diese auch heute noch nützen können. Dann wird aus dem Störenfried vielleicht ein friedlicher Störer oder einer, der wertvolle Hinweise gibt.

Wenn es in der Traumatherapie gelingt, in einen inneren Dialog mit Ihren Anteilen zu treten, sie zu Wort kommen zu lassen und vielleicht sogar wertzuschätzen, können sich die inneren Anteile entwickeln. Es kann ein Ensemble auf einer inneren Bühne mit hilfreichen Akteuren entstehen, das sich besser anfühlt und mehr Sicherheit gibt. Die innere Vielstimmigkeit ist aus unserem Verständnis nicht nur ein Problem, sondern vielmehr eine große Chance!

Wir halten das Denkmodell der Persönlichkeitsanteile für sehr hilfreich, insbesondere in der Traumatherapie. Aber trotzdem: Überlegen Sie für sich, ob Sie selbst auch so denken wollen oder nicht!

Wir möchten Sie ermutigen, sich die unterschiedlichen Persönlichkeitsanteile bewusst zu machen und vielleicht auch sinnlich und körperlich zu erleben. Körpertherapie (Qigong, Konzentrative Bewegungstherapie, Funktionelle Entspannung, Physiotherapie) kann dabei sehr hilfreich sein.

Wir beenden die Arbeit mit einer Imagination!

Arbeitsblatt: Persönlichkeitsanteile auf der »Inneren Bühne« I

Wir möchten Ihnen hier ein Arbeitsblatt anbieten, das bei der Beschäftigung mit den Persönlichkeitsanteilen nützlich ist. Es soll eine Theaterbühne darstellen, auf der Sie Ihre inneren Anteile platzieren können. Vielleicht können Sie Ihren Persönlichkeitsanteilen Namen geben? Welche Figur steht symbolisch für Ihre Persönlichkeitsanteile? Welche Botschaft oder Funktion haben die Anteile? Zum Beispiel: »Der Marathonläufer« hat die Botschaft: »Du musst durchhalten und immer weiterlaufen!«

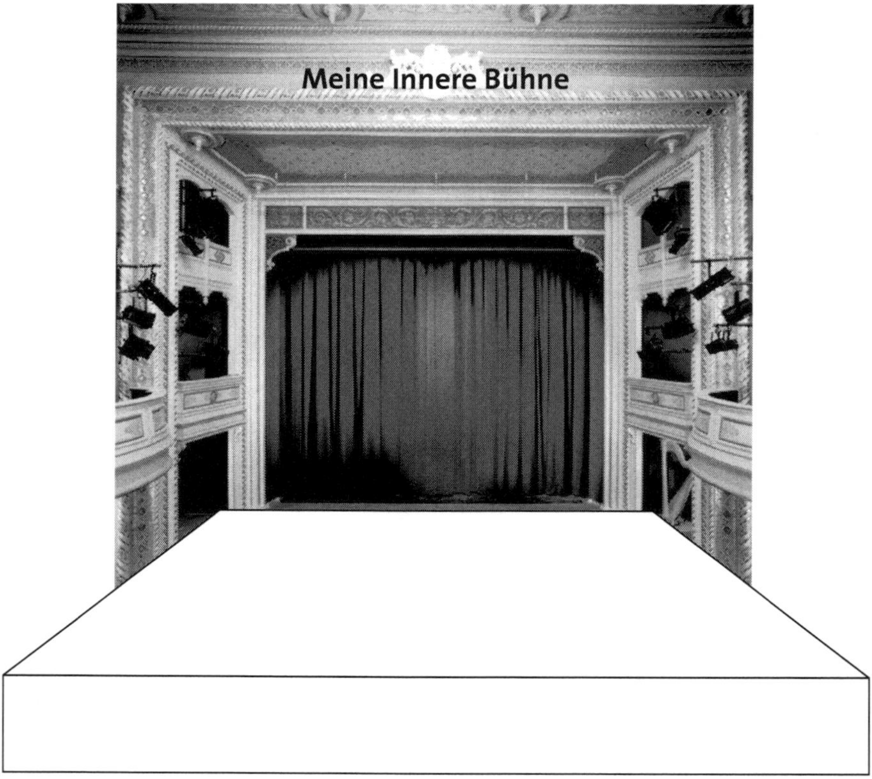

Arbeitsblatt: Persönlichkeitsanteile auf der »Inneren Bühne« II

Wir möchten Ihnen dieses Arbeitsblatt doppelt anbieten, um Ihnen beim 2. Durchlauf die Möglichkeit zu geben, die gefundenen Anteile nun auf der Bühne ihren Rollen entsprechend anzuordnen: Diejenigen, die die Hauptrolle spielen, stehen wie im Theater vorne, die Neben- und Statistenrollen stehen entsprechend hinten oder am Rand.

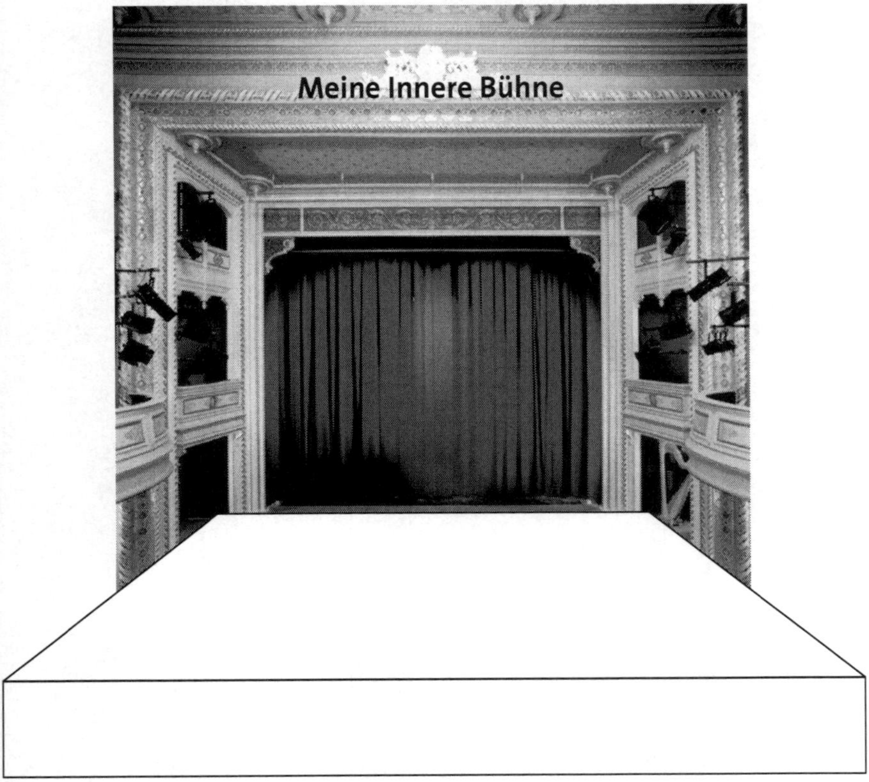

Arbeitsblatt: Ressourcenarbeit mit einem jüngeren Persönlichkeitsanteil

Bei dieser Übung wollen wir Sie dazu ermuntern, mit Ihren jüngeren Persönlichkeitsanteilen auf möglichst vielen Sinnesebenen in Kontakt zu treten und kindgemäße Aktivitäten in einer Haltung von Wohlwollen, Geduld und liebevollen Gedanken zu praktizieren. Ein kleiner Schritt auf dem Weg, sich selbst heute einen kleinen Teil dessen zurückzugeben, was man damals entbehrt hat.

Sinnesqualität	**Welcher jüngere Anteil nutzt möglicherweise diese Sinnesqualität?**	**Welche damit verbundenen Aktivitäten mag dieser Anteil besonders gerne?**
Sehen		
Hören		
Riechen		
Schmecken		
Fühlen		
Mich bewegen		
Spielen		

13. Das Modell der Strukturellen Dissoziation

Die Himmelsdinge lieben

Die Regensterne sind noch nicht erloschen
Ich bade in dem zarten Tau

Draußen bin ich zu Hause
deute die Wolken und
trage den pochenden Regenbogen
im Haar

Im erhabenen Licht
lieben die Himmelsdinge meine Erde

Rose Ausländer

Wir beginnen mit einer Achtsamkeitsübung!

Ziel: Das Denkmodell der Strukturellen Dissoziation kennenlernen

Dieses Modell der Strukturellen Dissoziation stammt von Ellert Nijenhuis und weiteren Mitarbeitern (Hart, v. d.; Nijenhuis, E. R. S.; Steele, K. [2008]). Es geht davon aus, dass traumabedingt mindestens zwei getrennte innere Systeme (traumavermeidend und traumafixiert) entstanden sind. Wenn eine Erfahrung derart überwältigend ist, dass die Verarbeitung nicht gelingt, ist seiner Ansicht nach die Folge eine innere Aufspaltung, sozusagen eine Veränderung der Handlungsfähigkeit. Es entsteht:

1. Einerseits ein erwachsener Persönlichkeitsanteil. Man nennt diesen Anteil auch den »anscheinend normalen Persönlichkeitsanteil« (ANP). Wenn wir den ANP ausfüllen, funktionieren wir ganz gut und können unseren Alltag regeln. Wir empfinden allerdings wenig Gefühle, insbesondere bezüglich der traumatischen Erfahrung. Der ANP kann meist recht gut alles vermeiden oder übersehen, was an das Trauma erinnert.

2. Andererseits ein oder mehrere »emotionale Persönlichkeitsanteile« (EP), der oder die uns oft mit Angst oder Wut überfluten und uns überwältigen. Die EPs sind meist verletzte oder verletzende Persönlichkeitsanteile.

Der EP ist in bestimmten Handlungsmustern gefangen, die im Zusammenhang mit der Traumatisierung stehen, das bedeutet, er kann wenig flexibel handeln und greift stattdessen auf Strategien zurück, die sich in der traumatischen Situation als hilfreich erwiesen haben. Oft beobachten EPs sehr wachsam und neigen dazu, frühzeitig und sehr schnell »Alarm zu schlagen«, wenn sie Gefahr ahnen. Dies kann dann die Dissoziationsreaktion auslösen, wie sie in den vorherigen Kapiteln beschrieben wurde.

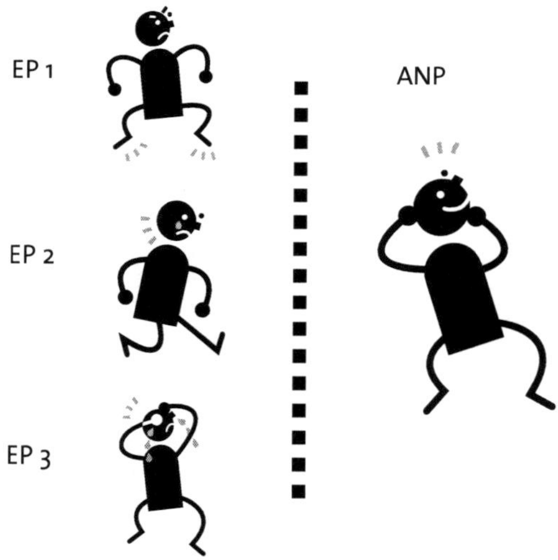

Die mit der Strukturellen Dissoziation verbundenen Phänomene werden meist erlebbar, wenn ein EP die Führung auf der inneren Bühne übernimmt und z. B. aus massiver Panik oder Angst heraus handelt. Strukturelle Dissoziation ist gleichzeitig dauerhaft wirksam, da sie sozusagen zu einer permanenten Abspaltung geführt hat, die einerseits hilft, unangenehme Gefühle nicht so intensiv oder gar nicht zu spüren (traumavermeidend), andererseits dadurch Handlungsspielräume und -fähigkeiten einschränkt und erneut zu Hilflosigkeitserleben führt. Die Symptome sind vielschichtig und können sich sowohl körperlich als auch seelisch äußern.

Die handelnden EPs sind somit entweder defensiv, dann sind Rückzug und Vermeidung das typische Handlungsmuster, oder aggressiv, dann sind Kampf und Auseinandersetzung die Folge. Immer leidet das Alltags-Ich, der ANP, darunter. Er steht den auslösenden Triggern oft hilflos gegenüber, die das alte Überlebensprogramm der EP stets aufs Neue aktivieren. (Michaela Huber beschreibt in ihrem Buch »Viele sein« [2011] in Kapitel 5 diese Mechanismen sehr eindrucksvoll und gut verständlich.)

E. Nijenhuis formuliert in seiner Theorie den Begriff der ***somatoformen*** **Dissoziation**, wenn sich die Beschwerden körperlich ausdrücken. Er unterscheidet die sogenannten **negativen somatoformen Symptome (hier »fehlt« etwas im Erleben):**

- Anästhesie (Gefühllosigkeit) einer oder mehrerer sensibler und motorischer Körperfunktionen, z. B. Lähmungen
- Sehstörungen (Tunnelblick, Nebelsehen)
- Taubheit
- Unfähigkeit, verschiedene Körperregionen zu spüren

von den positiven somatoformen Symptomen (hier ist etwas »zu viel« im Erleben):

- Schmerzen
- Sexuelle Gefühle
- Körperliches Wiedererleben traumatischer Erfahrungen.

Wir beenden die Arbeit mit einer Imagination!

Arbeitsblatt: Kraftquellen, Fähigkeiten und Stärken

Jeder Mensch besitzt Fähigkeiten, Kraftquellen und Stärken. Meist machen wir uns das nicht bewusst. Es scheint viel einfacher, auf die Defizite zu schauen. Dazu werden wir tagtäglich durch Kritik von anderen angehalten, und das haben wir vielleicht auch von früh auf so anerzogen bekommen. Es lohnt sich allerdings, den inneren Scheinwerfer auf die Seite des Gelingens zu richten. Warum geht es trotz allem Leid nicht noch schlechter? Wie habe ich das erfahrene Leid bisher bewältigt? Welche Menschen waren mir dabei vielleicht ein Vorbild? Was hilft mir, immer wieder anzufangen, jeden Tag aufs Neue?

Die nachfolgenden Fragen wollen eine Anregung zum Nachdenken über diese Seite des Lebens sein. Wir laden Sie ein, damit Erfahrungen zu machen.

Wenn Sie sich noch eingehender mit Ihren Stärken und deren Möglichkeiten beschäftigen wollen, finden Sie in Martin Seligmans Buch »Der Glücks-Faktor« ausführliche Anregungen hierzu (insbesondere ab Seite 221). Er spricht von Signatur-Stärken, von persönlichen Eigenschaften, die einem auf den Leib geschneidert sind und entwickelt werden wollen. Seligman weist darauf hin, dass diese Stärken keinem etwas wegnehmen, sondern vielmehr alle bereichern. Ich brauche mich also nicht mehr aus der Befürchtung heraus, anderen zu schaden, mit meinen Stärken verstecken, sondern darf sie zum Wohl aller nutzen. Sich mit seinen Stärken zu beschäftigen macht wesentlich mehr Sinn, als immer an die Defizite zu denken.

Womit sorge ich gut für mein Wohlbefinden (meinen Körper, meine Seele)?

Welche Fähigkeiten und Stärken habe ich?

Welche Ressourcen kann ich in meinen verschiedenen Persönlichkeitsanteilen entdecken und wie kann ich diese im Alltag nutzen?

14. Gefühle

Statt zu sagen: »Sitz nicht einfach nur da; tu irgendetwas«, sollten wir das Gegenteil fordern: »Tu nicht irgendetwas, sitz nur da.«

Thich Nhat Hanh, buddhistischer Zen-Meister

Wir beginnen mit einer Achtsamkeitsübung!

Ziele

1. Das eigene Gefühlsleben besser beobachten und verstehen lernen
2. Ideen für die Gefühlsregulation entwickeln
3. Besser verstehen, wofür Gefühle gut sind

Traumatische Lebenserfahrungen bringen unsere Gefühle durcheinander. Oft geht es Menschen mit Traumafolgestörungen so, dass die Gefühle (oder präziser: die Emotionen) sehr schnell eine überwältigende Intensität erreichen und lange andauern. Andererseits gibt es Situationen, in denen die Gefühle wie »abgeschaltet« sind. Traumatisierte Menschen erleben sich häufig ihren Gefühlen gegenüber machtlos und wünschen sich mehr Kontrolle über die Gefühlswelt.

Vor mindestens 5–8 Millionen Jahren begann die Evolution des Menschen. Gefühle waren im allergrößten Teil dieser Geschichte viel bedeutsamer für das Verhalten der Menschen als das Denken! Die Gefühle haben der Menschheit das Überleben ermöglicht. Und noch heute gibt unser Bewusstsein in manchen Situationen, insbesondere unter starkem Stress, die Kontrolle an das Gefühl ab. Das ist oft hilfreich, da das Gefühl uns dann, wenn es nötig ist, viel kompromissloser und schneller zum Handeln bringt. Eine starke Angst bewirkt beispielsweise, dass wir eine gefährliche Situation fluchtartig verlassen. Wenn ich eine Straße überquere und erst spät ein schnell heranfahrendes Auto sehe, lässt mich eine plötzliche Angst reflexartig von der Straße springen. Die Angst ist in einer Situation der tatsächlichen Gefahr sinnvoll und schützt vor Schaden – schneller und oft effektiver als das Denken.

Traumatisierende Situationen bringen Menschen in maximalen Stress, sodass in der Regel die Gefühle die Kontrolle übernehmen. Als Erklärung können Sie sich vorstellen, dass Ihr »innerer Wächter«, der auf Sie aufpasst, in diesen Situationen dem Gefühl mehr vertraut als dem Denken und dem Gefühl daher die Steuerung überlässt. Das zentrale Gefühl ist dann meist Angst, mit dem Handlungsimpuls zu flüchten, oder starke Wut, mit dem Impuls, sich zu wehren.

Wenn diese Gefühle sehr schnell und damit rechtzeitig da sind, kann man sich in Sicherheit bringen. Wenn das Gefühl zu spät kommt, wird man verletzt. Wenn man oft verletzt wurde, kann das Gefühl schon bei den geringsten Anzeichen von Gefahr sehr intensiv werden. Der »innere Wächter« wird immer wachsamer und schon bei dem geringsten Anzeichen Alarm schlagen. Das ist eigentlich ein sinnvolles und hilfreiches Prinzip – *um tatsächlich vorhandener Gefahr zu entkommen!*

Nach traumatischen Lebenserfahrungen werden allerdings bestimmte Gefühle sehr schnell ausgelöst und erreichen hohe Intensität, *auch wenn die eigentliche Gefahr nicht mehr besteht.* Viele Menschen mit Traumafolgestörungen erleben diese Unkontrollierbarkeit ihrer Gefühle als sehr belastend. Insbesondere wenn es um Gefühle der Angst und Wut sowie Schuld und Scham, tiefe Traurigkeit oder auch Ekel geht.

Oft können sehr intensive Gefühle nicht mehr erkannt werden, sondern werden nur noch als umfassende »emotionale Anspannung« erlebt.

Ein Gefühl ist das subjektive Erleben eines körperlichen Vorgangs (den körperlichen Vorgang nennen wir »Emotion«). Gefühle lösen einen Handlungsimpuls aus und sind mit passenden Gedanken verknüpft. Zum Beispiel geht das Gefühl »Ekel« meist mit dem Erleben einer Übelkeit auf der körperlichen Ebene einher, der Handlungsimpuls lautet vielleicht »davon nichts essen« oder »hier nichts berühren«,

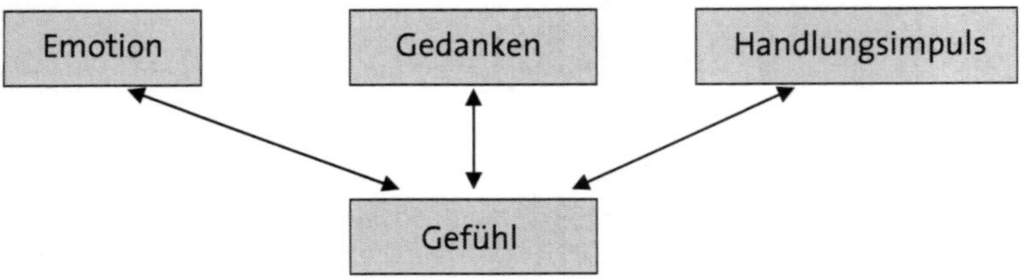

und die Gedanken suchen nach Auswegen, um die Situation zu verlassen.

Gefühle beeinflussen

Wenn intensive Gefühle das Symptom einer Posttraumatischen Belastungsstörung sind, behindern diese meist den Alltag. Die Gefühle sind mitunter der aktuellen Situation nicht angemessen, sondern zum großen Teil durch Erinnerungen ausgelöst.

Immer wenn Gefühle stören, kann man versuchen, sie zu beeinflussen. Dazu können Sie an den Emotionen, den Gedanken und dem Handlungsimpuls ansetzen.

Für die Veränderung der **Emotion**, also der körperlichen Dimension des Gefühls, ist meist körperliche Aktivität hilfreich. Wut, Hass und Angst haben oft eine starke körperliche Dimension. Wenn ich z. B. starke Wut empfinde, brauche ich einen Weg, um diese körperliche Energie abzubauen. Hier helfen im Allgemeinen intensive Bewegung und Sport, wenn möglich sofort. Hier können Sie die Fertigkeiten aus dem Kapitel zur Dissoziationstherapie (Kap. 11) einsetzen.

Wenn Sie in einer Situation über Ihr Gefühl **nachdenken**, haben Sie bereits einen wesentlichen Schritt gemacht: Sie beobachten sich und sind in diesem Moment *mehr* als nur Gefühl! Ihr innerer Beobachter kann sich dann vielleicht folgende Fragen stellen. Es geht dabei vor allem darum, zwischen Vergangenheit und Gegenwart zu unterscheiden:

1. Passt dieses Gefühl zur aktuellen Situation?
2. Ist die Intensität meines Gefühls der aktuellen Situation angemessen?
3. Erinnere ich mich gerade an eine alte Situation?
4. Wird das Gefühl möglicherweise durch eine Erinnerung verstärkt: Ist es z. B. die Angst von damals, die ich jetzt wiedererlebe?
5. Welcher Trigger/Auslöser hat die Erinnerung ausgelöst?

Der unangemessene **Handlungsimpuls** führt in sozialen Situationen leicht zu Problemen. Vielleicht melden Ihnen andere zurück, dass Sie schnell laut werden oder impulsiv sind? Vielleicht flüchten Sie aus Situationen, weil Sie Angst bekommen, obwohl es keine reale Gefahr gibt? Vielleicht ist Ihre Gefühlswelt so intensiv, dass Sie die Gefühle kaum voneinander unterscheiden können? Vielleicht wissen Sie nicht, ob ein Handlungsimpuls in eine Situation passt oder nicht, ob also andere auch so empfinden würden?

Um sich diesbezüglich besser zu verstehen und wieder mehr Kontrolle über das Gefühl zu erlangen, ist es hilfreich zu wissen, wie Handlungsimpuls und Gefühl verbunden sind. Jeder Handlungsimpuls ist im Grunde ein großes Hinweisschild auf das dazugehörige Gefühl!

Gefühl	Handlungsimpuls
Freude	in die Luft springen, sich mitteilen, lachen, …
Trauer	den anderen signalisieren, dass sie sich um mich kümmern sollen
Schuld	Sühne leisten, sich selbst bestrafen
Ärger/Wut	angreifen, schreien, etwas zerstören
Angst	fliehen
Scham	»im Boden versinken«, Blick abwenden, rot werden, stockende Sprache
Neid	verhindern, dass der andere etwas bekommt, das ich selbst nicht habe
Ekel	waschen, übergeben, weglaufen, nicht essen oder trinken
Liebe	man will ständig mit der geliebten Person verbunden sein
Stolz	sich aufrichten, sich zeigen, den Kopf erheben, man will gesehen werden

Wenn Sie auf diese Weise Ihre Gefühle untersuchen, kann Ihnen dies bei Symptomen nützlich sein, die für Posttraumatische Belastungsstörungen typisch sind. Immer wenn Sie Ihre innere Anspannung nicht deuten können, können Sie versuchen, Ihren Handlungsimpuls wahrzunehmen. Der Handlungsimpuls weist Sie auf das Gefühl hin. Wenn Sie sich in Ihrer Gefühlswelt allmählich besser auskennen, gibt Ihnen das mehr Selbstkontrolle! Es wird Sie sicherer machen und das Gefühl verstärken, selber etwas bewirken zu können!

Funktion von Gefühlen

Ein weiterer Aspekt im Umgang mit den eigenen Gefühlen ist mit der Frage verbunden, welche Bedürfnisse hinter den Gefühlen stehen, insbesondere hinter den oft sogenannten »negativen« Gefühlen. Sie können sich Ihre innere Bühne (siehe vorherg. Kapitel) vorstellen und sich fragen: Wer oder was in mir hat gerade dieses Gefühl (z. B. Angst) und was bräuchte dieser Persönlichkeitsanteil? Wenn Sie Ihren eigenen unangenehmen Gefühlen auf diese Art begegnen lernen, werden sie Verständnis für sie entwickeln: Sie sind oft Ausdruck kindlicher Persönlichkeitsanteile und verlieren, wenn sie Aufmerksamkeit erhalten, ihre störende Seite. Hier können Sie auch auf die »innere Bühne« zurückgreifen, wo Sie sich ja schon auf eine andere Weise mit diesen Aspekten beschäftigt haben.

Wir beenden die Arbeit mit einer Imagination!

Arbeitsblatt: Gefühle beeinflussen

Situation	Gefühl	Mein Hand-lungs-impuls	Was könnte ich tun, um das Gefühl abzuschwächen oder ein positives Gefühl zu verstärken?
	Freude		
	Trauer		
	Schuld		
	Ärger/Wut		
Beispiel: Lautes Geräusch	**Angst**	Flucht	Geräusch überprüfen: Besteht tatsächlich Gefahr? Wenn nein: Entspannungs-übung
	Scham		
	Neid		
	Ekel		
	Liebe		
	Stolz		

15. Gehirn

Höre nie auf, anzufangen,
fange nie an, aufzuhören.

Martin Buber

Wir beginnen mit einer Achtsamkeitsübung!

Ziel: Wissenswerte Hintergrundinformationen aus der Hirnforschung kennenlernen

Neurobiologie der Gefühle

Mittlerweile gut erforscht ist die Tatsache, dass traumatische Ereignisse »Spuren« im Gehirn hinterlassen können. So bleibt beispielsweise der Bereich, der für die Wahrnehmung von Gefahr (Mandelkerne oder Amygdala) verantwortlich ist, überaktiv und vergrößert sich; andere Bereiche, die für das Erleben positiver Erfahrungen (linker Stirnlappen) zuständig sind, können hingegen verkümmern. Man kann sich die betroffenen Nerven im Gehirn wie »Autobahnen« vorstellen, die entweder durch Nutzung immer ausgefahrener werden oder durch ausbleibenden Gebrauch sozusagen von der Umgebung »überwuchert« werden.

Traumatischer Stress führt dazu, dass die Furchterfahrung in das sogenannte implizite Gedächtnis eingebrannt wird, dessen Inhalte im Gegensatz zum expliziten/autobiografischen Gedächtnis nicht der bewussten und kontrollierten Erinnerung unterstehen. Allerdings können genau die Inhalte des impliziten Gedächtnisses durch bestimmte Stressoren oder Trigger plötzlich reaktiviert werden. Ort der Speicherung ist der Hippocampus.

Traumatische Erfahrungen werden also oft anders als gewöhnliche Erlebnisse abgespeichert. Es ist dann kein Zugriff auf ein geordnetes »Gesamtbild« des Geschehenen möglich. Erinnert werden nur Bruchstücke, die sich oft auf bestimmte Auslösereize/Trigger in unpassenden Momenten und in unangemessener Form melden. So werden unter

Umständen gleichzeitig die äußeren Tatsachen, die begleitenden Gefühle und eigenen Bewertungen dabei sowie die Rahmenhandlung wachgerufen.

Auch erklärt sich so, dass das Erinnerte gelegentlich nicht in Sprache gefasst werden kann.

Warum speichert unser Gehirn überhaupt diese unangenehmen Erinnerungen ab und vergisst sie nicht vielmehr, um seinen Nutzer, uns Menschen, diese leidvollen Erfahrungen zu ersparen? Das liegt daran, dass evolutionsgeschichtlich betrachtet unser Gehirn mit seiner Erinnerungsfähigkeit für Schlechtes genau das in Zukunft verhindern helfen will. Das Motto lautet also: die Wiederholung durch das Wachhalten der Erinnerung an das Schlechte verhindern!

Glücklicherweise wissen wir heute auch, dass diese »Spuren« beeinflussbar sind. Ein wichtiges Ziel der Traumatherapie ist die Einbettung der Erinnerung in das autobiografische Gedächtnis, sodass die Erinnerung kontrolliert erfolgen kann und nicht mehr von überflutenden Gefühlen und Flashbacks begleitet wird. Ich bemerke das daran, dass auch ein schlimmes, traumatisches Lebensereignis in meinem Denken und Erleben einen Anfang und ein Ende hat, dass ich davon erzählen kann und die damit verbundenen Gefühle mich nicht mehr überwältigen.

Das Gehirn ist nur dann formbar, wenn es sich in einem bestimmten Geisteszustand befindet, nämlich dem der konzentrierten Aufmerksamkeit. Dies ist ein sehr wichtiger Grund, warum wir immer wieder auf die Praxis der Achtsamkeit verweisen und Sie an möglichst vielen Stellen zum Üben anregen! Erst wenn wir den Scheinwerfer des Bewusstseins auf etwas in uns richten, können wir Schritte der Veränderung einleiten.

Dann können die Hirnregionen, die für positives Erleben zuständig sind, mittels »Training« wieder aufgebaut und ähnlich wie ein Muskel gekräftigt werden. Dies geschieht allerdings nicht automatisch, sondern bedarf der täglichen Übung! Diesem Grundsatz folgen wir mit vielen Schritten und Ideen, die wir in diesem Buch beschreiben.

Wer sich noch tiefer in das sehr faszinierende, aber auch sehr schwierige Gebiet der Hirnforschung vertiefen mag, kann die nächsten Absätze weiter lesen. Sie dürfen sie aber auch getrost überspringen.

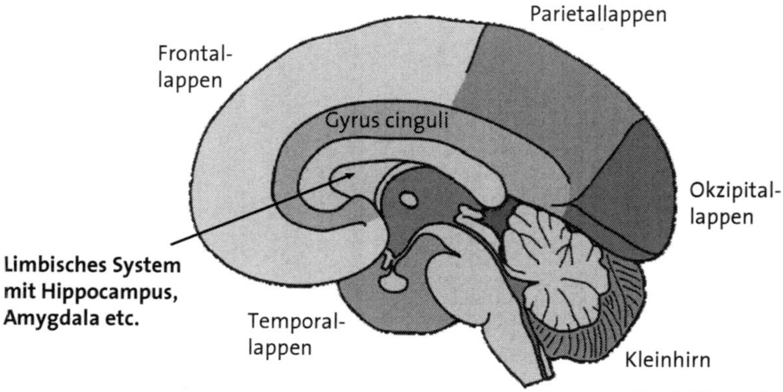

Bild: Wikipedia

Vier Bereiche des Gehirns spielen hier eine besondere Rolle: der präfrontale Cortex, der anteriore circulare Cortex, der Hippocampus und die Amygdala.

1. Der **präfrontale Cortex (PFC)** ist wesentlich beteiligt bei der Wertorientierung, der Vorstellung von Zielen und der Planung ihrer Umsetzung (bes. bei längerfristigen Zielen). Er wirkt integrierend auf andere Hirnbereiche und prägt somit wesentlich unser Erleben der Außen- und Innenwelt. Er dient der Kontrolle. Der präfrontale Cortex empfängt die verarbeiteten Sinneseindrücke, integriert sie mit Gedächtnisinhalten und aus dem limbischen System stammenden emotionalen Bewertungen und initiiert auf dieser Basis Handlungen. Er wird als oberstes Kontrollzentrum für eine situationsangemessene Handlungssteuerung angesehen und ist gleichzeitig intensiv an der Regulation emotionaler Prozesse beteiligt.

Manche Forscher gehen davon aus, dass der linke PFC zuständig ist für positive Ziele und Emotionen, ihn gilt es demnach zu stärken! Der rechte PFC hingegen soll zuständig für Vermeidungsziele und negative Emotionen sein. Diese Seitenaufteilung beginnt bereits ab dem 10. Lebensmonat. Hieraus wird schnell klar, dass es für unser Erleben von großer Bedeutung ist, welche Seite aktiv ist.

Auch für das Verlernen von Angstreaktionen im Rahmen Posttraumatischer Belastungsstörungen benötigen wir das Frontalhirn. Dass dies überhaupt möglich ist, leitet sich aus neuesten wissenschaftlichen

Untersuchungen ab. Denn lange Zeit ging man davon aus, dass traumatisch geprägte Angst nicht mehr verlernt werden kann. Wieder ein ermutigender Hinweis aus der Hirnforschung!

Entscheidend ist das Erlernen von positiven Gefühlen wie Sicherheit, Selbstberuhigungsfähigkeit, aktiver Gestaltungsfähigkeit des eigenen Handelns.

2. Der **anteriore circulare Cortex** setzt sich aus einem mehr für Gefühle und einem mehr für Gedanken zuständigen Teil zusammen, die Verbindung einerseits zum limbischen System (Stressregulation, Emotionsausdruck, soziales Verhalten) und andererseits zum PFC und zu motorischen Bereichen (Verarbeitung von Informationen und Reaktion darauf) haben.

Seine Aufgabe ist die Bereitstellung von Verarbeitungsressourcen (Arbeitsspeicher und Willensanstrengung), vor allem bei uneindeutigen, ungewissen Situationen und konflikthaften oder mehrdeutigen Anforderungen. Er spielt eine wichtige Rolle beim Belohnungslernen und ist somit eng mit der Motivationsfähigkeit verbunden.

Er unterstützt die geistige Flexibilität, die Zusammenarbeit verschiedener Hirnregionen und die Aufmerksamkeit, indem er dem Gehirn hilft, sich an verschiedene Gegebenheiten anzupassen. Schon ab dem Kleinkindalter unterstützt er die Entwicklung. Er soll dazu beitragen, dass wir Sorgen und Probleme leichter loslassen können. Letztlich unterstützt er uns in dem, was uns Menschen wesentlich ausmacht, in der Beziehungsgestaltung und -fähigkeit.

3. Der **Hippocampus** dient der Abstimmung mit der jeweiligen Umgebung (Kontext), dafür greift er auf gespeicherte Kontexterfahrungen mit der jeweils situationsangemessenen Emotionsregulation zurück, was in enger Abstimmung mit dem präfrontalen Cortex geschieht. Man könnte sagen, er stellt unseren Bibliothekar dar, der unser notwendiges Wissen für die Bewältigung zahlreicher Alltagssituationen verwaltet und zugänglich macht. Im funktionsfähigen Zustand geschieht dies zeitlich, gedanklich und gefühlsmäßig geordnet.

Bei Läsionen ist das Altzeitgedächtnis (Bibliothek) erhalten, aber neue Inhalte können nicht organisiert werden, weil sie nicht richtig abgelegt werden können – die Bibliothekarfunktion ist gestört.

Der Hippocampus ist auch unser Wahrnehmungsfilter. Die Wahrnehmung wiederum ist stark von der inneren Erwartung beeinflusst, die bei traumatisierten Menschen häufig negativ ist. Dies hat eine sehr

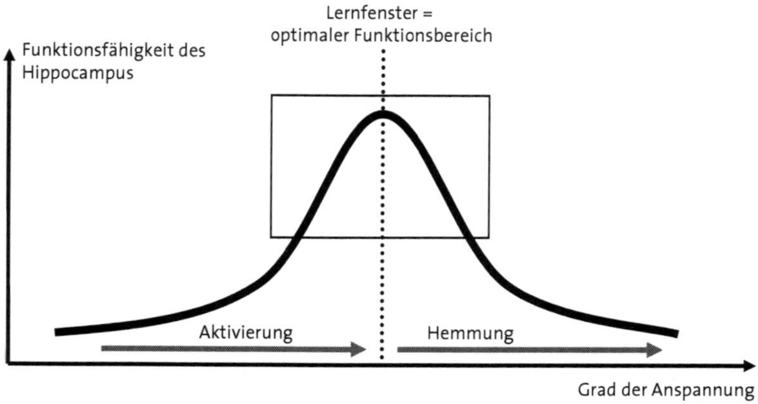

enge Filterfunktion zur Folge, sodass Neues kaum mehr gelernt werden kann.

Die Abbildung zeigt, dass die Aufnahmefähigkeit und Lernbereitschaft des Hippocampus vom Ausmaß der inneren Anspannung abhängt: Ist es zu gering, wie dies typisch für Langeweile ist, findet kein Lernen statt, ist es zu hoch, wie es typisch für überwältigende Gefühle wie Angst ist, kann das Gehirn ebenfalls nichts aufnehmen!

Der Hippocampus hat gleichzeitig einen engen Bezug zum (Broca-)Sprachzentrum, sodass wir das Erlebte entweder gar nicht oder nur diffus und schwerfällig mitteilen können, als wollte einem die eigene Zunge nicht mehr gehorchen.

Lang anhaltender Stress führt zu einer hohen Anzahl von Bindungsstellen für das Stresshormon Cortisol, was vermutlich für die Volumenabnahme in dieser Gehirnregion mitverantwortlich ist. Der hilfreiche Rückgriff auf unsere Bibliothek und selbst das Mitteilen werden durch traumatische Erfahrungen unterbrochen. Der Volksmund kennt das, wenn er davon spricht: »das verschlägt mir die Sprache«, »das macht mich sprachlos« etc.

Dieser Prozess ist durch Medikamente und reichhaltige positive Einflüsse umkehrbar.

Gerade im Hippocampus stehen quasi schon neue Nervenzellen bereit, die nachwachsen können und dazu in der Lage sind, die zugrunde gegangenen Nervenzellen zu ersetzen und deren Funktion zu übernehmen.

4. Die **Amygdala (Mandelkerne)** sind verantwortlich für die Be-

wertung aller einströmenden Reize, insbesondere werden sie aktiviert durch überraschende, uneindeutige und ungewisse Situationen, weil diese Gefahr anzeigen könnten. Bei traumatisierten Menschen sind sie vergrößert und überaktiv. Deswegen richtet sich die Aufmerksamkeit schon unbewusst auf negative Gefühle und Gedanken, die dadurch natürlich auch vermehrt wahrgenommen werden. Ein Teufelskreis entsteht.

Durch die in Alarm versetzten Mandelkerne geschieht bereits in der traumatischen Situation eine Prägung auf akustische, visuelle und andere Sinnesreize, so entstehen Trigger, die oft nicht bewusst wahrgenommen werden und aus besagten Gründen auch nicht berichtet werden können. Es besteht sozusagen ein in viele Einzelteile zerbrochenes Bild, dessen Stücke keinen spür- und sichtbaren Bezug mehr zueinander haben. Viele Betroffene machen sich selbst dafür verantwortlich und schämen sich deswegen. Aus den Neurowissenschaften haben wir allerdings gelernt, dass es sich hierbei um normale körperliche Reaktionen auf unnormale, lebensbedrohliche Ereignisse handelt.

Die entscheidende Rolle spielt bei der Reaktivierung der Furcht die linke Amygdala, die über eine Verbindung zum blauen Kern (Locus coeruleus) im Hirnstamm das Ausschütten von Noradrenalin in gewissen Bereichen des Frontalhirns auslöst. Dadurch steigt eine ängstliche Anspannung. Gleichzeitig aktiviert die Amygdala über den Hypothalamus (das zentrale hormonsteuernde Organ, Teil der Hirnanhangsdrüse) über den Hirnstamm das Sympathische Nervensystem, das seinerseits dem Körper einen »Adrenalinstoß« versetzt.

Ferner wird die Stressachse aktiviert (Hypothalamus – Hypophyse – Nebenniere) und dabei das Stresshormon Cortisol ausgeschüttet. Dieses wiederum, so hatten wir gesehen, beeinflusst die Nervenzellen des Hippocampus ungünstig.

Lang andauernder chronischer Stress verändert das Alarmsystem spürbar. Die Aktivierung von allem, was der Kontrolle dient, ist gesteigert; die Erwartungen an Situationen, an Menschen, an das Leben als Ganzes sind negativ; auch das ist ein Überlebensschutz. Selbst die Wege im Gehirn (Bahnung) sind andere, sodass z. B. normale Körperfunktionen als gefährlich oder gestört wahrgenommen und entsprechend verarbeitet werden.

Wir beenden die Arbeit mit einer Imagination!

Arbeitsblatt: Ressourcendiagramm

Wir möchten Sie einladen, bewusst den Blick auf positive, gelungene Lebenserfahrungen zu lenken und mit deren Hilfe ein **Ressourcendiagramm** zu erstellen.

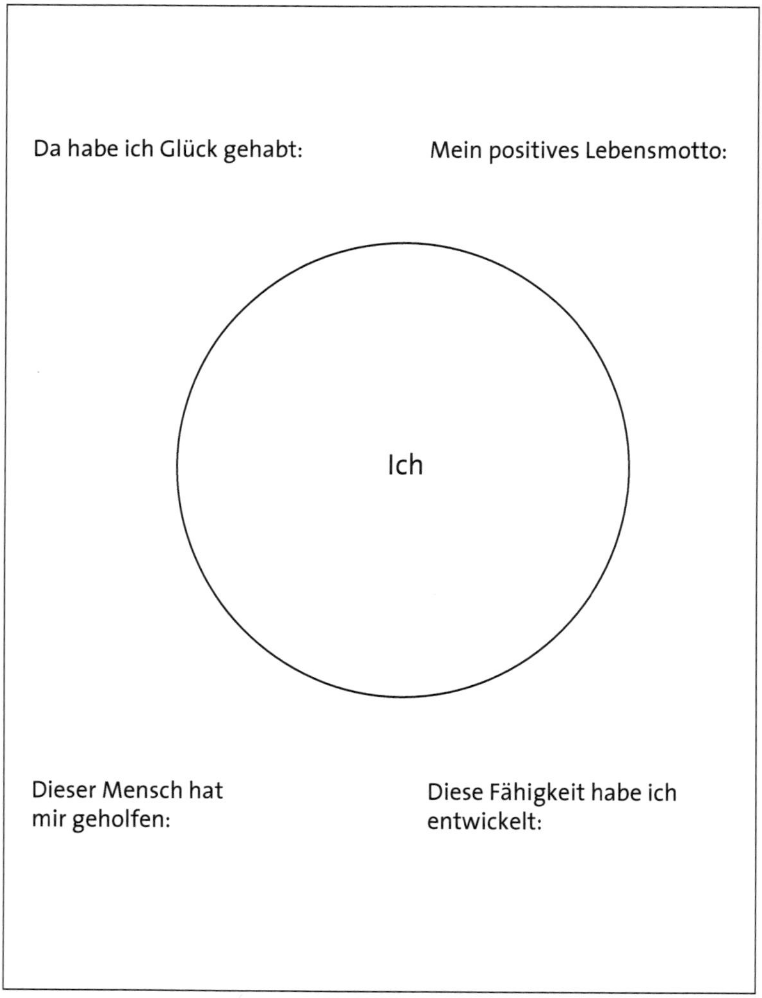
Da habe ich Glück gehabt:
Mein positives Lebensmotto:
Ich
Dieser Mensch hat mir geholfen:
Diese Fähigkeit habe ich entwickelt:

16. Trauma und Beziehungsgestaltung

Vergangene Liebe ist bloß Erinnerung.
Zukünftige Liebe ist ein Traum und ein Wunsch.
Nur in der Gegenwart, im Hier und Heute,
können wir wirklich lieben.

Gautama Buddha

Wir beginnen mit einer Achtsamkeitsübung!

Ziele:

1. Den Umgang von Familien mit Traumata verstehen
2. Eigene Beziehungsgestaltung vor dem Hintergrund der Traumageschichte verstehen
3. Den eigenen Gestaltungsspielraum in Beziehungen erkennen lernen

Familie als Kraftquelle in schwierigen Zeiten

Wenn es in der Familie auch hilfreiche und vertrauensvolle Beziehungen gibt, kann dies ein wertvoller Schutzfaktor sein. Besonders dann, wenn es möglich ist, über erfahrenes Leid zu sprechen und Trost zu erfahren. Schon eine einzige unterstützende Person ist hierfür oft genug. Traumatische Erfahrungen werden dann wesentlich besser verarbeitet.

Möglicherweise ist es aber trotz vertrauensvoller familiärer Beziehungen nicht möglich, über die traumatisierenden Erfahrungen zu sprechen – obwohl der Wunsch danach sehr groß ist. Gerade dann könnten andere Menschen, gute Freunde und Freundinnen oder auch professionelle Helfer die Zuhörer sein, die früher gefehlt haben. Für die Traumatherapie ist es wichtig, wenige, dafür aber stabile und hilfreiche Beziehungen zu anderen Menschen aufzubauen.

Familie als Belastung

Traumatisierende Ereignisse werden in Familien oft tabuisiert: es wird nicht darüber gesprochen. Dies gilt insbesondere dann, wenn der Täter zur Familie gehört. Nach dem Motto »was nicht sein darf, kann nicht sein« wird der Täter geschützt und das Opfer allein gelassen und ihm nicht geglaubt.

Nicht selten gibt es »Familiengeheimnisse«: Die Einzelnen wissen alles oder einen Teil, aber niemand erwähnt etwas. Oft gibt es Verbote mit Strafandrohungen: Es darf auf keinen Fall etwas verraten werden. Kinder halten sich ganz von selbst an solche Tabus. Die große »Ur-Angst«, nach dem »Verrat« aus der sozialen Gemeinschaft (der Familie) ausgeschlossen zu werden, und die Angst, dass einem nicht geglaubt würde, hält das Schweigen aufrecht. Das Tabu verschlimmert die eigentliche Tat um ein Vielfaches.

Auch die nicht Betroffenen leiden unter Tabus. Die einzelnen Familienmitglieder, insbesondere auch Kinder, spüren in der Regel, dass etwas verheimlicht wird. Das Unausgesprochene kann zu einer ständigen Bedrohung werden und sehr viel Kraft kosten.

Loyalität

Wenn es über mehrere Generationen Traumatisierung gab, kommt es manchmal zu unausgesprochenen »Aufträgen«, die von den Eltern an die Kinder weitergegeben werden. »Ich habe das ausgehalten, so ist das nun mal, du musst das auch aushalten« – so oder ähnlich könnte ein »Auftrag« lauten, der auffordert, sich in sein Schicksal zu ergeben.

Natürlicherweise fühlt man sich den Menschen aus der Familie besonders verpflichtet, egal was sie getan haben. Es ist sehr schwer, mit den zwiespältigen Gedanken und Gefühlen klarzukommen, die man Menschen gegenüber empfindet, die einen einerseits lieben (sollten), aber andererseits Gewalt antun. Wenn man beispielsweise dem selbstschützenden Impuls nachgibt und den Kontakt abbricht, meldet sich wahrscheinlich sehr schnell ein anderer Persönlichkeitsanteil mit Schuldgefühlen.

Dass sich im Kontext von Traumatisierung Schuldgefühle melden, ist so gut wie sicher! Sie sind gewissermaßen der verlängerte Arm des Täters, der bis hinein in die Gegenwart reicht. Wenn jemand beispielsweise zum Schweigen gezwungen wurde, ist es nur allzu verständlich, dass ein auch nur vorsichtiges, das traumatische Geschehen andeutendes Sprechen über die Thematik Schuldgefühle hervorrufen kann. Das mag für den erwachsenen Anteil in einem irrational klingen, wird allerdings sehr rasch verständlich, wenn man sich bewusst macht, dass eben auch noch andere, verletzte kindliche Anteile in einem aktiv und lebendig sind, die sich bei dieser Thematik sofort wieder zu Wort melden (siehe Kapitel Persönlichkeitsanteile).

Häufig entsteht außerdem ein von außen betrachtet eigenartiges Phänomen: Je weniger Verantwortung der Täter für sein Tun übernimmt, desto stärker empfindet das Opfer sich dafür schuldig. Dass aber die Täter ihre Schuld eingestehen, geschieht bei glücklicherweise wachsendem Bewusstsein für die Traumathematik immer noch selten genug!

Schließlich spielt für die Loyalität eine Fähigkeit unseres Gehirns eine wichtige Rolle, die Fähigkeit zur Empathie, die durch die sogenannten Spiegelneurone vermittelt wird. Je näher uns eine Person steht – und das ist bei den meisten Tätern leider der Fall –, desto intensiver ist die Bindung, die dem kleinen Kind nicht abhanden kommen darf. So lernt es rasch, sich anzupassen, indem es Teile des Täterverhaltens in sich übernimmt, damit es nicht aus der Gemeinschaft fällt. Dies geschieht nicht bewusst und absichtlich, sondern unbewusst und dissoziiert.

Wenn sich später solche Anteile in einem melden, können sie zunächst oft nicht zugeordnet werden und führen nicht selten zu quälenden inneren Dialogen und zu einem darauf abgestimmten Verhalten, was immer noch der Logik folgt, es dem Täter recht zu machen.

Psychotherapie hilft, diesen Kreislauf zu durchbrechen und das bisher Abgespaltene zu integrieren (vgl. hierzu auch Huber, 2011, S. 139 ff.).

Wiederholung von Beziehungsmustern

Jeder kennt folgendes Phänomen: Ich treffe jemanden zum ersten Mal und er oder sie ist mir auf den ersten Blick sympathisch: Wie ist das möglich, da ich diese Person überhaupt nicht kenne?

Uns allen geht es so, dass wir positive Erfahrungen mit Mitmenschen auf andere, neue Begegnungen übertragen und ähnlichen Menschen – den Vorerfahrungen meist unbewusst folgend – vertrauen. Nicht selten finden sich daher traumatisierte Menschen immer wieder in ähnlichen Beziehungsmustern wieder. Frauen, die Gewalt im Elternhaus erlebt haben, heiraten unabsichtlich einen Mann, der sich auch als gewaltbereit entpuppt.

Das Ausharren in belastenden Beziehungen mit Menschen, die dem ehemaligen Täter ähnlich sind, lässt sich verstehen. Sie fallen zurück in das alte abhängige Beziehungsmuster: Der Opfer-Persönlichkeitsanteil weiß nicht, dass die Person heute viel mehr Kraft und Kompetenzen hat und sich erfolgreich befreien kann.

Manchmal dient das Verharren auch der Hoffnung, dass man den Täter verändern kann, dass er sich läutert und einen guten Kern zeigt. Damit hätte auch der damalige Täter einen guten Kern gehabt. Dies wiederum würde den Loyalitätskonflikt etwas versöhnen.

Wenn sich Beziehungsmuster wiederholen, spielen gelegentlich auch die »Schuldgefühle«, die einem von den Tätern eingeimpft wurden, eine wichtige Rolle, weil diese zu suggerieren versuchen, man habe es nicht anders verdient, man sei ja schließlich selber schuld daran. In einem solchen Fall stellt die schlechte gegenwärtige Beziehung auf der inneren Bühne eine Art gerechte Strafe dar – ein fatales Missverständnis!

Gerade in solchen Fällen ist es sehr wichtig, für die Zukunft eine Veränderung zu erreichen. Mit viel Achtsamkeit sollten neue Beziehungen vorsichtig und langsam gestaltet werden, damit man Menschen findet, die wirklich hilfreich sind. Um sich dem schrittweise anzunähern, laden wir Sie zur Beschäftigung mit dem folgenden Arbeitsblatt ein. Nutzen Sie auch Rückmeldung von Freunden und professionellen Helfern, um die inneren Sinne für wohltuende, unterstützende Beziehungen zu stärken!

Leicht ist das alles nicht. Und gibt es da ja auch noch das sogenannte »schlechte Gewissen«, das sich vielleicht nun gerade mit aller Heftigkeit meldet, wo Sie beginnen, Ihr Leben in den Blick zu nehmen. Das ist nicht verwunderlich, bildet sich doch dieser Persönlichkeitsanteil in uns unter anderem durch die vielen Ver- und Gebote anderer wichtiger Bezugspersonen, insbesondere der Eltern und vielleicht der Täter. Diese fürchten um ihren Einfluss und werden deswegen immer dann aktiv, wenn Sie sich von ihnen zu befreien beginnen.

Im späteren Leben haben andere Personen diese Funktion häufig übernommen und profitieren davon, wenn Sie es ihnen recht machen wollen, auch sie sind verständlicherweise an keiner Veränderung interessiert.

Das bedeutet umgekehrt, dass Sie das »schlechte Gewissen« in Zukunft eher willkommen heißen dürfen, weil es Ihnen anzeigt, dass Sie gerade dabei sind, etwas für sich selbst zu tun. Das »schlechte Gewissen« könnte also bei genauerer Betrachtung zu einem inneren Seismografen dafür werden, wie sehr Sie gerade nach sich schauen und Ihre Zukunft mit Ihren persönlichen Zielen gestalten! Die Psychotherapeutin Yvonne Dolan hat einmal gesagt: »Die beste Rache ist ein gutes Leben.«

Wir beenden die Arbeit mit einer Imagination!

Arbeitsblatt: Beziehungsgestaltung

Übung: Gute Beziehungserfahrung

Versuchen Sie, Ihren Lebensfilm durch eine »rosa Brille« an Ihnen vorüberziehen zu lassen, und finden Sie eine Begegnung mit einem Menschen, der Ihnen sehr gutgetan hat. Dies kann eine kurze Episode gewesen sein oder auch eine längere Beziehung. Konzentrieren Sie sich auf die Erinnerung an diesen Menschen. Geben Sie dem Geschenk, das Sie von diesem Menschen bekommen haben, einen Namen und legen Sie es in Ihre innere »Schatztruhe«.

Reflexion der eigenen Beziehungsgestaltung

1. Welche Menschen mag ich? Mit wem gehe ich eine Beziehung ein?

____

____

____

____

2. Kann ich Beziehungsangebote ablehnen?

____

____

____

____

3. Kann ich mir Bedenkzeit erbitten?

____

____

____

____

4. Habe ich Angst, niemanden mehr zu finden?

____

____

____

____

5. Breche ich Freundschaften häufig ab, wenn sie intensiver werden?

6. Bleibe ich um jeden Preis in der Beziehung? Wie steht es um meine Selbstachtung?

Arbeitsblatt: Ideale Eltern

Uns ist bewusst, dass es ideale Eltern nicht gibt. Alle Eltern machen Fehler. Es macht allerdings einen großen Unterschied, ob unsere Eltern zugewandt, unterstützend und entwicklungsförderlich waren oder sich darum, warum auch immer, nicht gekümmert haben.

Glücklicherweise gibt es oft dennoch Menschen in unserer Umgebung, die unseren Weg wohlwollend und unterstützend begleitet und damit zu einem gewissen Ausgleich beigetragen haben.

In dieser Übung geht es darum, sich wie in einem Märchen in die »Arme idealer Eltern zu begeben«, die all das verkörpern, was man selbst entbehrt hat und sich aber gewünscht hätte. Es geht darum, Sätze zu finden, die man gerne von Eltern hören würde, wie: »schön, dass es dich gibt«, »du bist mein kleiner Sonnenschein«, »ich hab dich sehr lieb«, »komm, lass dich umarmen« etc.

Nehmen Sie sich Zeit dafür, solche Sätze zu finden und aufzuschreiben!

Eine Variation der Übung könnte dann darin bestehen, sich diese Sätze z. B. von Ihrer Krankenschwester oder von jemandem sehr Vertrauten vorlesen zu lassen.

17. Rituale und Trost – Wachsen am Trauma

Ein Weg entsteht dadurch, dass er begangen wird.

Wir beginnen mit einer Achtsamkeitsübung!

Ziel: Mit diesem Kapitel wollen wir Sie an die hilfreiche Bedeutung von Ritualen und Trost erinnern. Wir verbinden damit den Wunsch, dass Sie wieder aktiver am Leben teilnehmen, soziale Netze vertiefen und mehr Lebensfreude entwickeln können.

Rituale

sind bewusste regelmäßige Handlungen, die häufig Symbole nutzen und einem bestimmten Ablauf folgen. Sie heben sich bewusst von alltäglichen Handlungen ab, wie beispielsweise das Entzünden einer Kerze zur Weihnachtszeit oder die Tasse Tee zu einer festen Tageszeit. Aber auch jede andere Alltagshandlung, die bewusst und absichtsvoll ausgeführt wird, kann zu einem Ritual werden.

Rituale können die Zeit stillstehen lassen, Freude und Zugehörigkeit vermitteln, die Qualität einer Beziehung erhöhen, Schutz und Sicherheit gewähren, das Leben erfüllter machen und vieles mehr.

Von Nelson Mandela wird berichtet, dass er während seiner 27-jährigen Gefängniszeit einen Steinhaufen errichtete, der dadurch entstand, dass er für alles Gemeisterte eine Stein niederlegte. Noch heute ist dieses eindrucksvolle Zeugnis von Überlebenskunst und positiver Lebenseinstellung zu besichtigen!

Trost

Zuwendung, Unterstützung und Trost sind wesentliche Hilfen für Menschen mit traumatischen Lebenserfahrungen, sie helfen in der auslösenden Krise genauso wie später. Ebenso wichtig ist es, ein wenig unabhängig von anderen zu werden und zu lernen, sich und die inneren bedürftigen Anteile selbst zu trösten.

Sehr tröstend kann es sein, Gedichte, Lieder, Lebensweisheiten und Geschichten für sich zu nutzen! Menschen haben immer schon versucht, traumatische Erfahrungen durch künstlerischen Ausdruck zu verarbeiten. Wir möchten Sie ermutigen, an diesem Erfahrungsschatz teilzuhaben. Daher finden Sie in diesem Therapieheft immer wieder Texte und einen gesonderten Teil im Anhang (oder Hinweise darauf), die Ihnen vielleicht Freude bereiten, Hoffnung und Trost geben.

Wir beenden die Arbeit mit einer Imagination!

Arbeitsblatt: Rituale und Trost

Rituale: Denken Sie bitte über Ihren Alltag nach und überprüfen Sie Ihre Gewohnheiten.

Welche hilfreichen Rituale praktizieren Sie selbst?

Welche neuen Rituale könnten hinzutreten?

Ist der Eintrag in das Freudetagebuch zu einem hilfreichen Ritual geworden?

Trost: Wir möchten Sie anregen, sich ein wenig mit den tröstenden Worten anderer Menschen zu beschäftigen. Sie finden auf der folgenden Seite das Gedicht »Stufen« von Hermann Hesse. Wenn Sie mögen, lesen Sie sich dieses Gedicht laut vor und beobachten Sie, was es in Ihnen auslöst.

Stufen

Wie jede Blüte welkt und jede Jugend
Dem Alter weicht, blüht jede Lebensstufe,
Blüht jede Weisheit auch und jede Tugend
Zu ihrer Zeit und darf nicht ewig dauern.
Es muss das Herz bei jedem Lebensrufe
Bereit zum Abschied sein und Neubeginne,
Um sich in Tapferkeit und ohne Trauern
In andre, neue Bindungen zu geben.
Und jedem Anfang wohnt ein Zauber inne,
Der uns beschützt und der uns hilft, zu leben.

Wir wollen heiter Raum um Raum durchschreiten,
An keinem wie an einer Heimat hängen,
Der Weltgeist will nicht fesseln uns und engen,
Er will uns Stuf' um Stufe heben, weiten.
Kaum sind wir heimisch einem Lebenskreise
Und traulich eingewohnt, so droht Erschlaffen,
Nur wer bereit zu Aufbruch ist und Reise,
Mag lähmender Gewöhnung sich entraffen.

Es wird vielleicht auch noch die Todesstunde
Uns neuen Räumen jung entgegen senden,
Des Lebens Ruf an uns wird niemals enden ...
Wohlan denn, Herz, nimm Abschied und gesunde!

Hermann Hesse

Das folgende Gedicht ist von Mascha Kaleko. Es wurde von der alemannischen Folk-Rock-Gruppe »Goschehobel« vertont: Sie können es lesen oder als Lied anhören und spüren, ob es Ihnen guttut!

Sozusagen grundlos vergnügt

Ich freu mich, dass am Himmel Wolken ziehen
Und dass es regnet, hagelt, stürmt und schneit.
Ich freu mich auch zur grünen Jahreszeit
Wenn Heckenrosen und Holunder blühen.
Dass Amseln flöten und Bienen summen,
dass Mücken stechen und dass Brummer brummen.
Dass rote Luftballons ins Blaue steigen,
dass Spatzen schwatzen und dass Fische schweigen.
Ich freu mich, dass der Mond am Himmel steht
und dass die Sonne täglich neu aufgeht.
Dass Herbst dem Sommer folgt und Lenz dem Winter
Gefällt mir wohl, da steht ein Sinn dahinter,
auch wenn die Neunmalklugen ihn nicht sehn,
man kann nicht alles mit dem Kopf verstehn.
Ich freu mich, das ist des Lebens Sinn,
ich freu mich vor allem, dass ich bin.
In mir ist alles aufgeräumt und heiter,
die Diele blitzt, das Feuer ist geschürt,
an solchen Tagen erklettert man die Leiter,
die von der Erde in den Himmel führt.
Da kann der Mensch, wie es ihm vorgeschrieben,
weil er sich selber liebt, den Nächsten lieben.
Ich freu mich, dass ich mich an das Schöne
Und an das Wunder niemals ganz gewöhne.
Dass alles so erstaunlich bleibt und neu.
Ich freu mich, dass ich,
dass ich mich freu.

Mascha Kaleko

Kapitel III

Erfahrungsberichte von Teilnehmerinnen und Teilnehmern der Gruppentherapie

Ein wesentlicher Gedanke in unserem Traumatherapiekonzept ist die Stärkung der Selbstwirksamkeit, die Ermutigung zu neuen, positiven Erfahrungen und letztlich das Unabhängigwerden von therapeutischer Hilfe.

Dieser Gedanke findet in der sogenannten Bezugsgruppe in unserem Konzept seine Entsprechung. Bereits die allererste Patientengruppe, die wir in unserer Klinik mit diesem Behandlungsansatz begleitet haben, fand diese Idee so hilfreich, dass sie beschloss, zusammen zu bleiben und eine Selbsthilfegruppe zu gründen, die bis heute besteht. Es ist erstaunlich, dass nach einer Untersuchung von Faltenmeier 92 % der deutschen Bevölkerung bei »gesundheitlichen Problemen individuelle oder soziale Selbsthilfe« nutzen (zitiert nach Hargens, Patientenautonomie, systemisch, 4/2009, in: Psychotherapie im Dialog)! Dieses Bedürfnis und das darin anklingende Expertenwissen von Betroffenen gilt es zu nutzen.

Wir möchten nun einige unserer Patientinnen und Patienten zu Wort kommen lassen, die uns dankenswerterweise ihre Erfahrungen schriftlich zur Verfügung gestellt haben. Dafür und für viele Anregungen möchten wir uns ganz herzlich bedanken.

Teilnehmerin 1

Gruppentherapie und PTBS war für mich bisher ein unbekanntes Gebiet, eigentlich hieß das bisher: das ist für komplexe PTBS-Patienten ein Sperrgebiet.

Ich habe leider bisher nur schlechte Erfahrungen in Kliniken mit Gruppentherapien gemacht.

Sobald klar war, dass eine PTBS vorliegt, wurde »Einzelhaft« verordnet, sprich ausschließlich mit Einzeltherapien behandelt. Ich sag das bewusst mit dem Wort »Einzelhaft«, weil ich/wir es als Strafe empfunden haben, keinen oder kaum Kontakt zu anderen Patienten haben zu dürfen, teils sollte man noch allein im Zimmer die Mahlzeiten einnehmen. Man wurde in eine erneute Isolation geschickt, und die kennen die meisten Trauma-Patienten ja schon zur Genüge.

Trauma-Patienten haben schon mehr als genug Probleme im sozialen Leben und sollten gerade in Kliniken den Versuch unternehmen können, mit anderen Menschen in Kontakt treten zu dürfen. In einer Klinik ist es eine Chance, in einem geschützten Bereich neue Wege und Möglichkeiten zu entdecken und auch das Gebiet der Klinik als ein »Versuchsgebiet« zu nutzen. Wenn nicht in einem solchen Rahmen, wo dann? Im Alltag ist es für die meisten Trauma-Patienten schon schwer genug.

Hier in dieser Klink ist es mir also zum ersten Mal begegnet, dass es ein traumatherapeutisches Gruppenprogramm gibt. Dass man nicht ausgegrenzt wird, sondern die Möglichkeit bekommt und dazu ermutigt wird, in einer Gruppe zu arbeiten.

Vorab findet ein Gespräch mit dem Therapeuten statt, und man bekommt ein Skript, in dem alles rund um die PTBS erklärt und beschrieben ist und nach dem gearbeitet wird.

Es ist eine Gruppe mit max. 8 Teilnehmern, die sich im Rahmen des Konzeptes in vier verschiedenen Bereichen trifft.

Zweimal wöchentlich werden Imaginationsübungen gemacht.

Zweimal in der Woche gibt es eine Stabilisierungsgruppe mit zwei Therapeuten, die zusammen mit den Patienten anhand des Skriptes die PTBS durcharbeiten, erklären und ein Verstehen für das Bild Trauma und PTBS ermöglichen.

Schön ist, dass die Gruppe an einem gemeinsamen Tisch sitzt und nicht nur in einem Stuhlkreis stattfindet. Für mich war das eine Sicherheit, ein Schutz, man ist mit den anderen zusammen, aber trotzdem getrennt, hat seinen »eigenen sicheren Bereich«.

Für mich persönlich ganz wichtig, dass einer der Therapeuten auch mein Einzeltherapeut war/ist. Ich hätte mich sonst nur sehr schwer auf die Gruppe einlassen können.

Ebenfalls zweimal in der Woche wird Qigong-Körperarbeit gemacht.

Eine Gruppenstunde/Bezugsgruppe findet ohne therapeutische Begleitung statt. Dieser Termin war für die Gruppe, für den Zusammenhalt und für den gemeinsamen Austausch sehr gut und wichtig.

Es wurde an einem vorgegebenen Thema mit festen Gruppenregeln gearbeitet, dabei wurde für alle immer wieder klar, dass es anderen ähnlich geht, dass ähnliche Erfahrungen, Probleme und Meinungen da sind. Es war sehr hilfreich, das zu sehen. Auch ganz wichtig war, dass wir uns gegenseitig unterstützen und motivieren konnten und dass wir auch echt viel gemeinsam lachen konnten in unserer Gruppe. Was auch schön war zu sehen, dass es auch ohne Therapeut möglich ist, gemeinsam zu arbeiten und etwas zu erreichen für jeden Einzelnen, aber auch für die Gruppe.

Bei der gesamten Gruppentherapie war total hilfreich das gemeinsame Gespräch, der Austausch untereinander.

Wichtig zu sagen, dass es NICHT um persönliche interne/eigene Probleme geht. Es bleibt beim Krankheitsbild, es wird aber nicht die Geschichte des einzelnen Patienten, des einzelnen Traumas angesprochen.

Ganz gut für mich war zu sehen, dass viele lachen können und dürfen, dass viele Freunde und Familie haben, die ihnen helfen, dass einige berufstätig sind und auch dass ganz unterschiedlich mit dem Trauma umgegangen wird, dass es unterschiedliche Traumen, unterschiedliche Intensitäten und Formen gibt.

Und ganz wichtig finden wir zu sagen, dass durch die Regelmäßigkeit, die Gleichmäßigkeit, die Häufigkeit, in der sich diese Gruppe trifft, und die Verlässlichkeit der Therapeuten in ihren Aussagen und Handlungen ein gutes Vertrauensverhältnis aufgebaut wird.

Ich bin sehr skeptisch gewesen, ob und wie das funktioniert mit einer Gruppentherapie. Ich kann aus meiner Sicht sagen, dass ich positiv überrascht bin, und mich für diese wirklich gute Erfahrung bedanke.

Ich finde, es ist eine große Herausforderung, anspruchsvoll und eine völlig neue, aber durchaus positive Erfahrung sowohl für uns als Patient, aber auch für die Therapeuten, mit und in einer Trauma-Patienten-Gruppe zu arbeiten.

C. und Team

Teilnehmerin 2

Das Manual (= Arbeitsbuch, Anm. d. Verf.): Von Beginn an durfte ich dessen Entwicklung mitverfolgen. Mit der Zeit hat es sich zu einem fein geschnürten Päckchen entwickelt, das mir in den Schoß gelegt wurde. Es ist für mich gut lesbar, systematisch aufgebaut, therapeutisches Vorgehen wird mir klar dargestellt, das Gesamtkonzept anschaulich verdeutlicht. Das ist immens wichtig, vermittelt Übersicht und vor allem Sicherheit und Kontrolle und erlaubt mir, mich einzulassen, und zwar immer wieder aufs Neue. Ich erfahre es in meinem Alltag, nach meinen Klinikaufenthalten, als eine sinnvolle Stütze oder anders: es ist mir ein wertvoller Baustein und Begleiter geworden.

Ganz konkret:

Es lohnt sich, die im Manual dargestellten und gelernten Achtsamkeitsübungen fest in den Alltag zu integrieren, Achtsamkeit zu leben, im Hier und Jetzt anzukommen und in der Gegenwart wieder Vertrauen zu schöpfen. Ich versuche es in ganz kleinen Schritten.

Es lohnt sich, sich auf die Suche nach der Freude zu machen. Die Bohnen, das Führen des Freudetagebuchs und auch der Austausch mit anderen darüber öffnen mir die Tür zum Leichten, zum Licht und zur Dankbarkeit und wirken wie ein kleiner Edelstein in dunkleren Lebensphasen.

Es lohnt sich, sich auf die Reise von Imaginationen einzulassen. Viel üben, am besten täglich, dabei selbst bestimmen, selbst entscheiden und auch den Mut haben, in einer wohlwollenden Begleitung darüber zu sprechen. Seit sechs Jahren übe ich den sicheren Ort. Zwischenzeitlich ist er bei mir so verankert, dass meist das Wort »sicherer Ort« oder auch meine damit fest verbundene Körperbewegung ausreichen, um mich dahin zu beamen. – Ein Augenblick des Durchatmens, ein Geschenk der Ruhe. Und wenn ich die Übung auf CD abspielen lasse, kommen meine Kinder und werden ganz still dabei.

Es lohnt sich, Qigong kennenzulernen. Die sanften Bewegungsabläufe helfen mir, langsam einen Weg aus der Erstarrung, aus der Ohnmacht zu finden, in einen neuen und vielleicht irgendwann harmonischen Fluss mit dem Fokus auf meine eigene Mitte. In der Gruppe und unter Anleitung fällt es mir leichter, manche Übungen gelingen mir auch allein zu Hause.

Es lohnt sich, offen und ehrlich mit sich selbst und den Therapeuten über seine eigene Sicherheit zu sprechen. Aus eigener Erfahrung weiß ich, Stabilisierung und Therapien werden zu einem schwierigen Balanceakt, wenn dieses Thema ausgeklammert wird.

Resilienz: Es lohnt sich, über das Arbeitsblatt nachzudenken und es auch tatsächlich zu nutzen! Mein Umgang mit den Arbeitsblättern im Manual: Mir hilft es, wenn ich einmal gefundene Lösungen aufgeschrieben habe, sie nachlesen und bei Bedarf ändern oder ergänzen kann.

Bezugsgruppe: eine Herausforderung. Wir sitzen alle in einem Boot, und gleichzeitig sind wir absolut unterschiedlich. Erlauben wir uns in diesen gemeinsamen Stunden sanften Humor, geht es leichter.

Immer noch ganze heiße Themen sind für mich die Posttraumatische Belastungsstörung, Dissoziation und deren Therapie sowie die Persönlichkeitsanteile. Zwar versuche ich, ganz pragmatisch damit umzugehen, meist führt es jedoch zu einer enorm hohen Anspannung, innerem Chaos und Dissoziation. Dennoch: Die Auseinandersetzungen helfen mir. Ich beobachte, dass ich mit dem wachsenden Verständnis auch im Umgang mit mir selbst milder, gütiger und geduldiger werde, und gelernte Notfallmaßnahmen wie das Öffnen einer Ammoniakampulle oder die 5-4-3-2-1-Farbenübung haben mich schon aus manch heikler Situation gerettet.

Um die Themen Gefühle und Beziehungsgestaltung mache ich einen großen Bogen. Gut, dass sie im Manual erwähnt sind. Wenn meine Zeit dafür gekommen ist, werde ich mich diesen Kapiteln kraftvoll widmen können.

Gehirn: Im Detail verstehe ich meist nur Bahnhof. Dennoch ist es für mich ein faszinierendes und spannendes Gebiet. Was bei mir ankommt: Veränderung ist möglich! Linderung und Besserung sind möglich! Es lohnt sich also allemal.

Es lohnt sich, sich mit Ritualen und Trost auseinanderzusetzen. Ich lerne und übe es. Rituale sind für mich wichtige Pfeiler im Alltag, um heute, in der Gegenwart, gut für mich zu sorgen. Manchmal vergesse ich es. Dann helfen mir meine Kinder, die mir eindrucksvoll zeigen, wie stützend Rituale sein können.

Den Anhang des Manuals mit tröstenden, aufmunternden Gedichten, Geschichten und Lebensweisheiten mag ich besonders. Wenn ich traurig bin und ganz mit mir allein, dann tut es mir gut, Worte aus Gedichten in mir zu tragen, die mir sagen: wir sind immer gehalten.

Ich möchte Mut machen, sich ein Stückchen auf das Therapiemanual einzulassen, immer wieder aufs Neue, und mich für die wertvolle Begleitung bedanken:

Nicht müde werden/sondern dem Wunder/leise/wie einem Vogel/die Hand hinhalten (Hilde Domin).

W. G.

Teilnehmer 3

Mir persönlich hat die Gruppentherapie sehr gutgetan, obwohl ich anfänglich starke Bedenken hatte, mich auf eine solche Therapieform einzulassen.

Der Zusammenhalt in der Gruppe war dann aber doch ganz gut, sodass wir auch privat einiges unternommen haben.

Zu meinen persönlichen Erfahrungen kann ich sagen, dass ich viele positive Ansätze (wie zum Beispiel die Imaginationsübungen) mit nach Hause nehmen konnte.

Der »sichere Ort«, der »innere Beobachter« oder die Achtsamkeitsübungen sind hier beispielsweise Übungen, die mir sehr helfen.

Alle Teilnehmer der Traumagruppe haben sich einander gegenüber respektvoll verhalten, es wurden keine Unterschiede bezüglich Konfession, Staatsangehörigkeit oder Ähnlichem gemacht.

Mit dem mir überlassenen traumatherapeutischen Gruppenprogramm kann ich auch zu Hause gut arbeiten.

H. W.

Teilnehmer 4

Der 6-wöchige Aufenthalt in der Glotterbad-Klinik 2008 hat mir sehr geholfen, meinen Weg des Heilens aktiver und selbstständiger gestalten zu können. Im Rahmen meiner Reha nahm ich am Traumaprogramm der Glotterbad-Klinik teil, somit auch an der Stabilisierungsgruppe für Traumapatientinnen. Nach meinem Aufenthalt hatte ich noch die Möglichkeit, der laufenden Stabilisierungsgruppe, die zwei Mal in der Woche stattfand, für weitere 6 Wochen beizuwohnen.

Das führte dazu, dass ich stabiler wurde. Zum einen lag es daran, zu lernen, was Trauma bedeutet, wie ich damit umgehen kann und welche Symptome sich dahinter verbergen, z. B. Dissoziation. Zum anderen hatte ich zum ersten Mal in meinem Leben das Gefühl: Ich bin nicht mehr allein! Es gibt Frauen, die das, was ich erlebe und erlebt habe, mit mir teilen und wissen, wie sich das »anfühlt«, ohne dass ich viel erklären musste. Verbundenheit, Wertschätzung und Anerkennung zu erfahren, war sehr schön und tat einfach nur gut.

Der Prozess, der durch die Stabilisierungsgruppe in mir ausgelöst worden ist, führte auch dazu, mich weiter mit den theoretischen Grundlagen der Traumabehandlung und vor allem mit der Stabilisierung von Traumata auseinanderzusetzen. Die wunderbaren Bücher von Luise Reddemann (Eine Reise von 1000 Meilen beginnt mit dem ersten Schritt – Imagination als heilsame Kraft) und Michaela Huber (Wege der Traumabehandlung) trugen dazu bei, eine Selbsthilfegruppe für traumatisierte Frauen zu gründen.

Die Selbsthilfegruppe besteht nun seit fast 3 Jahren und trifft sich in regelmäßigen Abständen. Das Konzept basiert auf den erlernten Bausteinen aus dem Traumaprogramm der Glotterbad-Klinik. Achtsamkeit zu üben, mit sich und anderen aus der Gruppe. Die Imaginationsübungen weiterhin zu praktizieren und anzuwenden. Einen Austausch über Probleme im Alltag zu nutzen und festzustellen, dass ich mit den eigenen Problemen nicht allein bin, hilft mir sehr. Die Selbsthilfegruppe ist ein wichtiger Bestandteil in meinem Leben geworden. Allein hätte ich es mit Sicherheit nicht geschafft, z. B. die wertvollen Imaginationsübungen selbstständig weiter zu üben. Das gelingt nun aber in der Gruppe sehr gut und hilft mir immer wieder, zu mir zu kommen. Ich kann sagen, dass die Gruppe mich auf meinem Weg des »Heilewerdens« liebevoll und geduldig unterstützt. Außerdem bin ich in der Lage, andere zu unterstützen, und gleichzeitig werde ich daran erinnert, meine Grenzen zu wahren. Selbstbestimmt und dennoch nicht allein ist eine wunderbare Erfahrung, die zu meiner Stabilisierung beiträgt, und dafür bin ich sehr dankbar.

S. K.

Kapitel IV

Hilfreiche Erzählungen und Literatur

Wir haben im Anhang einige Erzählungen, Gedichte und Gedanken zusammengestellt, die Ihnen den Blick auf die Ressourcen erleichtern können. Wir tun dies auch deshalb, weil wir wissen, dass allein die Beschäftigung mit gelingenden Aspekten des Lebens das Fühlen, Denken und Handeln von uns Menschen ganz unmittelbar positiv beeinflusst. In der Wissenschaft wird das unter dem Begriff der »Priming«-Forschung thematisiert, was so viel bedeutet wie Bahnung. Gemeint ist damit die Frage, ob die Beschäftigung mit bestimmten Inhalten unser Verhalten, Fühlen und Denken beeinflusst. Dies kann eindeutig bejaht werden: Menschen, die eine Geschichte lasen, in der es um Zuwendung und liebevolles Kümmern ging, zeigten in einem nachfolgenden Experiment ein höheres Maß an Mitgefühl und verhielten sich auch so! (Vgl. Begley, 2010)

Viel Freude beim Lesen!

Wie wirklich ist die Wirklichkeit?

Gegen Ende der 50er-Jahre brach in der Stadt Seattle eine merkwürdige Epidemie aus. Immer mehr Autobesitzer mussten feststellen, dass ihre Windschutzscheiben von kleinen pocken- oder kraterähnlichen Kratzern übersät waren. Die Phänomene nahmen so rasch überhand, dass eine Gruppe Sachverständiger des Bundeseichamtes zur Aufklärung des Rätsels nach Seattle entsandt wurde.

Unter den Einwohnern der Stadt gab es zwei Theorien über die Windschutzscheiben. Die Anhänger der sogenannten Fallout-Theorie gingen davon aus, dass kürzlich abgehaltene russische Atomtests die Atmosphäre verseucht hatten und der dadurch erzeugte radioaktive Niederschlag sich in Seattles feuchtem Klima in einen Glas ätzenden Tau verwandelt hatte.

Die Asphalttheoretiker dagegen waren davon überzeugt, dass auf den langen Strecken der neuen, frisch asphaltierten Autobahnen wiederum unter dem Einfluss der sehr feuchten Atmosphäre Seattles Säuretröpfchen gegen die bisher unversehrten Windschutzscheiben spritzten. Die Sachverständigen fanden bei ihrer Untersuchung heraus, dass es überhaupt keine Zunahme an zerkratzten Windschutzscheiben gab. Vielmehr war es so, dass immer mehr Autofahrer ihre Wagen untersuchten, nachdem sich die Berichte über pockennarbige Windschutzscheiben gehäuft hatten. Die meisten taten dies, indem sie sich außen über die Scheiben beugten und sie aus kürzester Entfernung prüften, statt wie bisher von innen aus dem gewohnten Abstand und Winkel durch die Scheiben zu sehen. Bei diesem ungewöhnlichen Blickwinkel hoben sich die Kratzer klar ab, die üblicherweise bei einem in Gebrauch stehenden Wagen vorhanden sind. Was sich in Seattle abgespielt hatte, war keine Epidemie beschädigter, sondern angestarrter Windschutzscheiben. (Aus Paul Watzlawick, Wie wirklich ist die Wirklichkeit)

Anleitung zum Unglücklichsein

Ein Mann will ein Bild aufhängen. Einen Nagel hat er, nicht aber einen Hammer. Der Nachbar hat einen. Also beschließt der Mann, hinüberzugehen und ihn auszuborgen. Doch da kommt ihm ein Zweifel: Was, wenn der Nachbar mir den Hammer nicht leihen will? Gestern schon grüßte er mich nur so flüchtig. Vielleicht war er in Eile. Aber vielleicht war die Eile nur vorgetäuscht, und er hat etwas gegen mich. Und was? Ich habe ihm nichts angetan; der bildet sich da etwas ein. Wenn jemand von mir ein Werkzeug borgen wollte, ich gäbe es ihm sofort. Und warum er nicht? Wie kann man einem Mitmenschen einen so einfachen Gefallen ausschlagen? Leute wie dieser Kerl vergiften einem das Leben. Und dann bildet er sich noch ein, ich sei auf ihn angewiesen. Bloß, weil er einen Hammer hat. Jetzt reicht es mir wirklich. – Und so stürmt er hinüber, läutet. Der Nachbar öffnet, doch bevor er »Guten Tag« sagen kann, schreit ihn der Mann an: »Behalten Sie Ihren Hammer, Sie Rüpel!« (Aus Paul Watzlawick, Anleitung zum Unglücklichsein)

Indianerweisheit

Ein alter Indianer saß mit seinem Enkelsohn am Lagerfeuer. Es war schon dunkel geworden, und das Feuer knackte, während die Flammen in den Himmel züngelten. Der Alte sagte nach einer Weile des Schweigens: »Weißt du, wie ich mich manchmal fühle? Es ist, als ob da zwei Wölfe in meinem Herzen miteinander kämpfen würden. Einer der beiden ist rachsüchtig, aggressiv und grausam. Der andere hingegen ist liebevoll, sanft und mitfühlend.« – »Welcher der beiden wird den Kampf um dein Herz gewinnen?«, fragte der Junge. »Der Wolf, den ich füttere«, antwortete der Alte. (Zitiert nach Seiwert, 2003, 92)

Die Geschichte vom Wasserträger

Es war einmal ein Wasserträger in Indien. Auf seinen Schultern ruhte ein schwerer Holzstab, an dem rechts und links je ein großer Wasserkrug befestigt war. Nun hatte einer der Krüge einen Sprung. Der andere aber war intakt, und mit ihm konnte der Wasserträger am Ende seines langen Weges vom Fluss zum Haus seines Herrn eine volle Portion Wasser abliefern. In dem kaputten Krug war hingegen immer nur die Hälfte des Wassers. Zwei Jahre lang lieferte der Wasserträger seinem Herren also einen vollen und einen halb vollen Krug. Der Krug mit dem Sprung schämte sich, dass er durch seinen Makel nur halb so gut war wie der andere Krug. Nach zwei Jahren Scham sprach er zu seinem Träger: »Ich schäme mich so für mich selbst, und ich möchte mich bei dir entschuldigen.«

Der Wasserträger fragte: »Aber wofür denn? Wofür schämst du dich?« – »Ich war die ganze Zeit nicht in der Lage, das Wasser zu halten. Du hast die volle Anstrengung, bekommst aber nicht den vollen Lohn, weil du immer nur anderthalb statt zwei Krüge Wasser ablieferst«, sprach der Krug. Dem Wasserträger tat der alte Krug leid und er wollte ihn trösten: »Achte gleich einmal, wenn wir zum Haus meines Herren gehen, auf die wundervollen Blumen am Straßenrand.« Der Krug konnte daraufhin ein wenig lächeln, und so machten sie sich auf den Weg.

Am Ende des Weges jedoch fühlte sich der Krug wieder ganz elend und entschuldigte sich erneut zerknirscht bei dem Wasserträger. Der aber erwiderte: »Hast du die Blumen am Straßenrand gesehen? Ist dir aufgefallen, dass sie nur auf deiner Seite des Weges wachsen? Ich wusste von Beginn an von deinem Sprung. Und so habe ich einige Blumensamen gesammelt und sie auf deiner Seite des Weges verstreut. Jedes Mal, wenn wir zum Haus meines Herrn liefen, hast du sie gewässert. Ich habe jeden Tag einige dieser wundervollen Blumen pflücken können, die mein Haus und das meines Herrn schmücken: und all diese Schönheit hast du geschaffen.« (Zitiert nach L. Seiwert, Don't hurry, be happy, Gräfe und Unzer, 2003)

Siddhartha von Hermann Hesse

Siddharta lauschte. Er war nun ganz Lauscher, ganz ins Zuhören vertieft, ganz leer, ganz einsaugend, er fühlte, dass er nun das Lauschen zu Ende gelernt habe. Oft schon hatte er all dies gehört, diese vielen Stimmen im Fluss, heute klang es neu. Schon konnte er die vielen Stimmen nicht mehr unterscheiden, nicht frohe von weinenden, nicht kindliche von männlichen, sie gehörten alle zusammen, Klage der Sehnsucht und Lachen des Wissenden, Schrei des Zorns und Stöhnen der Sterbenden, alles war eins, alles war ineinander verwoben und verknüpft, tausendfach verschlungen. Und alles zusammen war die Welt. Alles zusammen war der Fluss des Geschehens, war die Musik des Lebens. Und wenn Siddhartha aufmerksam diesem Fluss, diesem tausendstimmigen Liede lauschte, wenn er nicht auf das Leid noch auf das Lachen hörte, wenn er seine Seele nicht an irgendeine Stimme band und mit seinem Ich in sie einging, sondern alle hörte, das Ganze, die Einheit vernahm, dann bestand das große Lied der tausend Stimmen aus einem einzigen Wort …

Geschichte zum Prinzip des Loslassens

Zwei Zen-Mönche überquerten einen Fluss. Sie trafen eine sehr junge und schöne Frau, die ebenfalls den Fluss überqueren wollte, sich jedoch fürchtete. So hob der eine Mönch sie auf seine Schultern und trug sie zum anderen Ufer. Da packte den anderen Mönch die Wut. Er sagte kein Wort, aber innerlich kochte er, denn das war verboten! Ein buddhistischer Mönch durfte doch keine Frau berühren und sein Gefährte hatte diese Frau nicht nur berührt, er hatte sie sogar auf seinen Schultern getragen.

Nach Meilen, als sie das Kloster erreichten und durch das Tor traten, wandte sich der erboste Mönch dem anderen zu und sprach: »Hör zu, ich werde mit dem Meister darüber sprechen müssen, ich werde es ihm melden müssen. Es ist verboten!« Der Mönch entgegnete: »Worüber redest du? Was ist verboten?«

»Hast du vergessen?«, fragt der andere. »Du hast die schöne Frau auf deinen Schultern getragen.« Da lachte der erste Mönch und sprach: »Ja, das habe ich. Aber ich habe sie am Fluss abgesetzt, viele Meilen weit zurück. Aber du hast sie scheinbar immer noch nicht losgelassen und trägst sie weiter mit dir herum!«

Die großen Steine

Eines Tages sollte ein älterer Professor der Nationalen Hochschule für Verwaltung in Frankreich ein Referat über effiziente Zeitplanung vor einer Gruppe von ungefähr fünfzehn Managern großer nordamerikanischer Firmen halten. Der Kurs war einer von fünf Workshops an einem Ausbildungstag. Dem alten Professor wurde nur eine Stunde zugeteilt, um sein Thema zu vermitteln. Als er vor diese Gruppe von Elitemanagern trat, die bereit waren, alles aufzunehmen, was der Experte sagen würde, schaute ihnen der alte Professor einem nach dem anderen in die Augen, dann sagte er:

»Wir werden ein Experiment machen.«

Er holte unter dem Tisch, der ihn von seinen Zuhörern trennte, einen großen Topf hervor und stellte ihn vor sich auf den Tisch. Dann nahm er etwa ein Dutzend Steine, alle so groß wie Tennisbälle, und legte sie, einen nach dem anderen, sorgfältig in den Topf hinein. Als der Topf randvoll war und kein einziger Stein mehr hinzugefügt werden konnte, hob der Professor langsam seinen Blick und fragte seine Zuhörer: »Ist der Topf voll?« – »Ja!«, sagten alle. Er schwieg ein paar Sekunden und fragte: »Wirklich?«

Dann beugte er sich und holte unter dem Tisch ein mit Kies gefülltes Gefäß hervor. Mit großer Sorgfalt schüttete er den Kies auf die Steine, danach schüttelte er den Topf leicht, um den Inhalt hineinzumischen. Die kleinen Kieselsteine sickerten durch die Steine bis zum Topfboden. Der alte Lehrer richtete erneut den Blick auf seine Zuhörer und fragte: »Ist der Topf voll?« Diesmal fingen seine brillanten Schüler an, sein Spielchen zu durchschauen.

Einer von ihnen antwortete: »Wohl nicht!«, – »Gut!«, antwortete der alte Professor.

Diesmal holte er unter dem Tisch einen Kessel mit Sand hervor. Sorgfältig schüttete er den Sand in den Topf hinein. Der Sand füllte den Raum zwischen den großen Steinen und dem Kies. Ein drittes Mal fragte er: »Ist der Topf voll?« Diesmal, ohne zu zögern und im Chor, antworteten alle: »Nein!« – »Gut!«, sagte der alte Professor. Während die Manager aufmerksam jede Bewegung verfolgten, nahm er den Krug Wasser, der auf dem Tisch stand, und füllte den Topf damit bis zum Rand. Der alte Professor blickte wieder auf und fragte: »Welche große Wahrheit hat uns dieses Experiment gezeigt?«

Nicht dumm, dachten die mutigsten seiner Schüler an das Kursthema und antworteten: »Es hat uns gezeigt, dass es immer möglich ist, noch einen Treffer oder eine Aufgabe in die Agenda einzufügen, wenn man wirklich will, auch wenn man glaubte, sie sei längst randvoll!«

»Nein«, antwortete der alte Professor, »das ist nicht der Fall. Die große Wahrheit, die uns dieses Experiment zeigt, ist die folgende:

Wenn man nicht zuerst die großen Steine in den Topf hineinlegt, wird es später niemals mehr möglich sein, sie alle hineinzubringen.«

Es herrschte tiefe Stille, als sich jeder der Selbstverständlichkeit dieser Aussage bewusst wurde.

Dann sagte der alte Professor: »Welches sind die großen Steine in Ihrem Leben? Ihre Gesundheit? Ihre Familie? Ihre Freunde? Ihre Träume realisieren? Das tun, was Sie wirklich wollen? Lernen? Sich für eine große Sache einsetzen? Das, was man unbedingt bedenken muss, ist, wie wichtig es ist, zuerst den Raum für die großen Steine im Leben freizuhalten, sonst riskiert man, nichts aus seinem Leben zu machen, indem man den Sand und den Kies als Erstes nimmt. Darum, vergessen Sie bitte nicht, sich selbst die Frage zu stellen: Was sind die großen Steine in meinem Leben? Legen Sie sie als Erstes in Ihren Topf!!«

Mit einem freundlichen Wink verabschiedete sich der alte Herr von seinen Zuhörern und verließ den Saal.

Geduld

… und ich möchte Sie … bitten …, Geduld zu haben gegen das Ungelöste in Ihrem Herzen, und zu versuchen, *die Fragen selbst* lieb zu haben wie verschlossene Stuben und wie Bücher, die in einer sehr fremden Sprache geschrieben sind. Forschen Sie jetzt nicht nach den Antworten, die Ihnen nicht gegeben werden können, weil Sie sie nicht leben könnten. Und es handelt sich darum, alles zu leben. *Leben* Sie jetzt die Fragen. Vielleicht leben Sie dann allmählich, ohne es zu merken, eines fernen Tages in die Antwort hinein ... (Hervorhebungen im Original) R. M. Rilke, aus Briefe an einen jungen Dichter

Versöhnung

Wieder ein Morgen
ohne Gespenster
im Tau funkelt der Regenbogen
als Zeichen der Versöhnung

Du darfst dich freuen
über den vollkommenen Bau der Rose
darfst dich im grünen Labyrinth
verlieren und wiederfinden
in klarerer Gestalt

Du darfst ein Mensch sein
arglos

Der Morgentraum erzählt dir
Märchen du darfst
die Dinge neu ordnen
Farben verteilen
und wieder
schön sagen

an diesem Morgen
du Schöpfer und Geschöpf

Rose Ausländer

Hilfreiche Kinderbücher

Astrid Lindgren: Ronja Räubertochter
Astrid Lindgren: Tomte Tummetot
K. Graham: Der Wind in den Weiden
Michal Ende: Momo
Michael Ende/Annegret Fuchshuber: Das Traumfresserchen
Leo Lionni: Frederik

Hilfreiche Literatur

Albon, M. (2002). Dienstags bei Morrie. Die Lehre eines Lebens. Goldmann, München

Hüther, G. (2011). Bedienungsanleitung für ein menschliches Gehirn. Vandenhoeck & Ruprecht, Göttingen

Kabat-Zinn, J. (2006). Gesund durch Meditation. Das große Buch der Selbstheilung. Fischer, Frankfurt a. M.

Kabat-Zinn, J. (2010). Ruhe im Alltag finden. Meditationen für ein gelassenes Leben. Knaur, München

Lelord, F. (2004). Hectors Reise – Die Suche nach dem Glück. Piper, München

Nhat Hanh, Th. (1996). Zeiten der Achtsamkeit. Herder, Freiburg

Kapitel V

Was ist gute Therapie für komplex traumatisierte Patientinnen und Patienten?

Luise Reddemann

»Wer, wenn ich schriee, hörte mich denn aus der Engel
Ordnungen? Und gesetzt selbst, es nähme
einer mich plötzlich ans Herz: ich verginge vor seinem
stärkeren Dasein. Denn das Schöne ist nichts
als des Schrecklichen Anfang, den wir grade noch ertragen,
und wir bewundern es so, weil es gelassen verschmäht,
uns zu zerstören. Ein jeder Engel ist schrecklich.
Und so verhalt ich mich denn und verschlucke den Lockruf
dunkeln Schluchzens. Ach, wen vermögen
wir denn zu brauchen? Engel nicht, Menschen nicht,
und die findigen Tiere merken es schon,
dass wir nicht sehr verlässlich zu Haus sind
in der gedeuteten Welt.«

Sehr eindrucksvoll beschreibt hier Rilke die Verzweiflung und das Misstrauen eines Menschen, der komplex traumatisiert wurde. Rilke wurde ja einerseits von seiner Mutter emotional missbraucht, während seiner Kadettenzeit beim Militär erfuhr er Gewalt und sexualisierte Gewalt.

Erkenntnisse über die Folgen von früher Misshandlung, wie sie uns hier von Rilke in seiner ersten Duineser Elegie vermittelt werden, sind alles andere als akademisch, sie fordern uns nämlich direkt in unseren Konzepten und in unserem Handeln heraus.

Im Folgenden will ich allgemeine Grundsätze für die psychotraumatologisch stabilisierende Arbeit mit komplex traumatisierten Patientinnen formulieren. Diese gelten für die Gruppentherapie genauso wie für die Einzeltherapie. Die Grundsätze werden aus der Besonderheit der Erfahrungen dieser Patienten nachvollziehbar. Nur wenn man versteht, was Traumatisierungen durch nahestehende Menschen anrichten und wie sie insbesondere ein Kind verändern oder an seiner gesunden Entwicklung hindern können, wird verständlich, warum die Forderung erhoben wird, jede psychotherapeutische Intervention unter dem Gesichtspunkt der Traumaadaptation zu hinterfragen und entsprechend zu formulieren (Fischer et al., 2003; Reddemann und Fischer, 2010).

Im Bereich der stationären Psychotherapie finden sich viele Menschen, die von anderen gequält, gedemütigt, als Kinder vernachlässigt – und Schlimmeres – wurden. Zu den Schreckenserfahrungen dieser Patientinnen gehören neben der Gewalt Drohungen, die Kontrolle bestimmter Körperfunktionen, das Durchsetzen willkürlicher Regeln, eine nicht kalkulierbare Vergabe von Belohnungen, die Isolation des Opfers, das Erzwingen der Ausführung entwürdigender oder unmoralischer Aktivitäten (Herman, 2011, S. 16).

Schon an dieser Stelle kann man darüber nachdenken, was das für die stationäre Behandlung heißen kann. Stationäre Einrichtungen können leicht zu etwas werden, was Goffman »totale Institution« nannte. Totale Institutionen zeichnen sich dadurch aus, dass sie Persönlichkeitsrechte einschränken, und sie geraten leicht in die Gefahr, aufgrund institutioneller Gegebenheiten zu viel Kontrolle für zumutbar zu halten. Ulrich Sachsse sprach von »Psychotherapie mit dem Sheriffstern«. Psychotherapiekliniken wollen selbstverständlich helfen und nicht schaden. Können Patientinnen sich gut abgrenzen und haben sich zu wehren gelernt, sind Tendenzen in Richtung auf zu viel Kontrolle durch die Institution – vor allem wenn sie transparent gemacht werden – kein Problem. Bei komplex traumatisierten Patientinnen hingegen muss man davon ausgehen, dass eine größere Behutsamkeit, noch mehr Transparenz und informed consent notwendig sind, damit die Patientinnen sich sicher und geborgen fühlen können. Denn sie erfassen jede, auch unbewusste, Willkürtendenz vonseiten des Klinikpersonals und reagieren schnell mit Symptomen darauf.

Die vom Team der Klinik Glottertal genutzten Imaginationsübungen dienen allesamt dazu, dass Patienten Selbstwahrnehmung und Selbstfürsorge aus verschiedenen Perspektiven kennenlernen können, d. h., sie dienen der Förderung von Resilienz und als Ressourcen. Der hier vorgestellte Ansatz macht auch deutlich, wie wichtig es ist, Patienten aufzuklären und ihnen zuzutrauen, dass sie Verantwortung für sich übernehmen können und das auch wollen!

Durch frühe Erfahrungen, wie oben beschrieben, wird die normale Fähigkeit zur Selbstregulation, zu autonomem Handeln, zum Ergreifen von Initiative außer Kraft gesetzt. Denn engste Beziehungen wurden unterminiert, die Opfer entwürdigt. Man kann auch sagen, das waren Foltermethoden! Die Folge sind Verhaltensweisen, die man u. a. als dissoziativ, depressiv, ängstlich beschreibt. Die Neigung der Patientinnen, immer dann, wenn es für sie brenzlig wird – oder häufiger: brenzlig zu werden scheint! –, sich zurückzuziehen, bedeutet für die Therapeutin, immer wieder zu reflektieren, ob das, was sie gerade tut, für die Patientin bekömmlich ist. Oder, was sie tun sollte, damit eine Intervention als bekömmlich erkannt werden kann.

Aus den beschriebenen Sachverhalten, die uns vor ganz andere Herausforderungen stellen als die Übertragungsangebote von neurotischen oder wenig traumatisierten Patientinnen, zumindest nicht »man made« traumatisiert, ergeben sich viele Fragen nach einer guten Therapie solcher Art traumatisierter Patienten.

Der entscheidende Punkt scheint mir zu erkennen, dass solche Menschen anderen nicht vertrauen können. Sie scheinen immer damit zu rechnen, wieder verraten zu werden. Sie übertragen unbewusst all ihre erschreckenden Erfahrungen mit für sie wichtigen Menschen auf neue Menschen in ihrem Leben, also auch auf alle, die therapeutisch mit ihnen zu tun haben. Gleichzeitig haben sie eine – bewusste oder unbewusste – Sehnsucht nach Nähe und Geborgenheit. Das ist ein Dilemma, und wir sind herausgefordert, alles dafür zu tun, dass die Patientinnen sich mit uns sicher fühlen können. Daher will ich im Folgenden Grundsätze für die Behandlung dieser Gruppe beschreiben und mich dabei auf den international anerkannten Forschungsstand beziehen, wie er in dem von Courtois und Ford herausgegebenen Buch »Komplexe traumatische Belastungsstörungen und ihre Behandlung« (2011) beschrieben wird.

Ich sehe mehrere zentrale Herausforderungen:

- Aufbau einer sicheren therapeutischen Beziehung und eine immer sicherer werdende Beziehung zu sich selbst sowie Förderung von Verbundenheitserfahrungen mit anderen Menschen.
- Beachtung der Würde des Patienten und Empowerment. Letzteres bedeutet neben anderen Faktoren, dass Patienten die Erfolge ihrer Therapie sich selbst zuschreiben können.
- Das Nähren von Hoffnung und die Beschäftigung mit Sinnfragen (s. dazu Hobfoll et al., 2007 sowie Wampold, 2009 und Wampold et al., 2010).

Aufbau einer sicheren therapeutischen Beziehung

Chu beschreibt die Arbeit mit in der Kindheit durch Misshandlung, Vernachlässigung und sexuelle Gewalt traumatisierten Menschen als eine »therapeutische Achterbahn« und fordert von Therapeuten, sich der möglichen Probleme bewusst zu sein (Chu, 1992, zit. nach Kinsler et al., 2011). Eine sichere Bindungsbeziehung, in der Menschen sich selbst in ihrer Beziehung zu anderen erforschen können, unterstützt die Patientin darin, neue Fähigkeiten zu entwickeln. Neue Bewältigungsfertigkeiten in Beziehung mit anderen und nicht Einsicht oder eine korrekte Deutung begünstigen am meisten den Therapiefortschritt (s. Kinsler, Courtois und Frankel, 2011, S. 224). Beziehungsfertigkeiten erlangt man nicht durch Sprechen über die Beziehung, sondern dadurch, dass man neue gute Erfahrungen machen kann, diese guten Erfahrungen reflektiert und daraus wiederum Konsequenzen für den Alltag zieht.

So ermöglichen z. B. gute Erfahrungen in Gruppen und mit Mitpatienten Entwicklungen, die so in Einzeltherapien nicht möglich sind.

Kliniker, die sich seit Jahren mit den schweren Störungen auseinanderzusetzen haben, die Misshandlung, sexualisierte Gewalt und Vernachlässigung in der Kindheit anrichten, sind sich mit van der Kolk einig, dass die Beschwerdebilder sich weder mit der Diagnose Posttraumatische Belastungsstörung noch mit dieser plus Komorbiditätsbeschreibungen ausreichend erfassen lassen.

Komplex traumatisierte Menschen leiden unter wesentlich komplexeren psychischen Störungen als Menschen, die Erdbeben oder Autounfälle erlitten haben (van der Kolk, 2011, S. 500). Van der Kolk kritisiert, dass unser diagnostisches System nach wie vor nur die Kategorie der Posttraumatischen Belastungsstörung kenne. An dieser Stelle mag die Frage auftauchen, ob ein Mainstream, der sich mit einer Diagnose durchsetzt bzw. verhindert, dass sich eine andere durchsetzt, die Interessen der Betroffenen achtet. »Das allmählich zusammengetragene Wissen über die biologischen Grundlagen der Verletzungen durch schlechte Behandlung von Kindern fordert uns auf, uns damit auseinanderzusetzen wie wir unsere Behandlungen in Zukunft gestalten wollen, und sie aufgrund dieser Überlegungen möglicherweise radikal zu erweitern«, betont van der Kolk (2011, S. 500).

Vorerst müssen wir uns damit zufriedengeben, dass uns vor allem die Neurobiologie und die Bindungsforschung helfen, die Phänomene, denen wir – nicht zuletzt auch in unserer Gegenübertragung – begegnen, einzuordnen:

Das menschliche Gehirn wechselt in Reaktion auf Missbrauch, Misshandlung und Vernachlässigung in einen Zustand defensiver Anpassung, der in einer Welt, in der ständig Gefahren drohen, das Überleben ermöglicht. Furcht, Gefahr und andere Formen starker Erregung deaktivieren höher entwickelte Gehirnbereiche, die eine flexible Reaktion auf die Umgebung ermöglichen. So stimulieren Stress, Furcht und Gefahr die Aktivität des Gehirnstamms (van der Kolk, 2011, S. 500–509): In den Gehirnen verängstigter Menschen dominieren subkortikale und limbische Aktivitäten. Deshalb neigen die Betreffenden dazu, ihre Einschätzung des Geschehens von nonverbalen Informationen wie dem Gesichtsausdruck, Gesten und Erregungszuständen abhängig zu machen, falls die Regulationsfähigkeiten des Cortex ausfallen, reagiert der Hirnstamm reflexhaft, impulsiv und aggressiv auf jede wahrgenommene Bedrohung. In Alarmzuständen sind Menschen fast gar nicht fähig, über die Folgen des eigenen Verhaltens zu reflektieren, sie fixieren sich auf eine furchterregende und scheinbar nie endende Gegenwart, erklärt van der Kolk. Deshalb bemühen sie sich verzweifelt um eine sofortige Entlastung und sind kaum in der Lage, einen Belohnungsaufschub zu ertragen (van der Kolk, a. a. O.).

Van der Kolk hebt hervor, nur wenn unser Präfrontalkortex gut funktioniere, können wir unsere Gefühle erkennen und die Wirkungen unserer Handlungen begreifen. Traumatisierten Menschen sei meist nicht klar, was sie aufrege und weshalb sie ihre Reaktionen so wenig unter Kontrolle haben. Nicht genau zu wissen, was man empfindet, und keine Ahnung zu haben, wie sich das eigene Tun auf andere Menschen auswirkt, hänge eng zusammen mit Wutausbrüchen bei kleinsten Provokationen, mit automatischem Erstarren infolge von Frustration und Hilflosigkeit angesichts relativ banaler Herausforderungen. Beobachtern, denen nicht klar sei, dass Reize, die an die Vergangenheit erinnern, furchterzeugende physische Empfindungen aktivieren, würden solche emotionalen Reaktionen als merkwürdig und entsprechende Verhaltensweisen als tadelnswert erscheinen, und sie glauben, es sei notwendig, diese unter Kontrolle zu bringen und zu unterdrücken.

Dass Patientinnen ihr Verhalten selbst als unverständlich und bizarr einschätzen und sich dafür ablehnen, macht Information und Erklärung so wichtig. Sie bedeutet eine große Entlastung für die Patienten.

Sexualisierte Gewalt in der Kindheit und andere Formen schlechter Behandlung führen u. a. zu schweren Selbstregulationsproblemen, Schwankungen zwischen Wut- und Angstgefühlen und behindern die kognitive Entwicklung. Nur wenn für Kinder gut gesorgt wird, lernen sie, mit Frustration und Enttäuschung umzugehen, mit Ärger fertig zu werden, ohne zu denken, sie seien böse, eben weil Erwachsene ihnen helfen, ihr Erregungsniveau zu beeinflussen durch Erklären und Beruhigen, nämlich Halten und Trösten! Voraussehbare, harmonische und rhythmische Interaktionen mit anderen Menschen fördern die Entwicklung von Gehirnbereichen, die für das Gefühl von Sicherheit sowie für Spielen und Erforschen wichtig sind (s. van der Kolk, 2011).

Es geht also bei der Behandlung komplex traumatisierter Menschen im Wesentlichen darum, wie wir in Zusammenarbeit mit den Patientinnen die Auswirkungen von schlechten Beziehungs- bzw. Bindungserfahrungen mildern, bessern oder sogar heilen können.

So weist Judith Herman, auf die der Begriff der komplexen posttraumatischen Störung zurückgeht, mit Nachdruck darauf hin, dass die Erlebnisse von traumatisierten Kindern sich innerhalb von Beziehungen und von sozialen Strukturen manifestieren, die die sexualisierte Gewalt und die Ausbeutung von Abhängigen ermöglichen.

Herman stellt die Frage, welche Entwicklungsmöglichkeiten einem Kind in einer Beziehungsmatrix bleiben, in der die Starken tun, was sie wollen, die Schwachen sich unterwerfen müssen, wichtige Bezugspersonen sich absichtlich blind stellen und ein Kind bei niemandem Schutz findet.

Welche »inneren Modelle« von Beziehung entwickelt ein solches Kind, fragt sie weiter.

Sie meint: Man beginne den Selbstekel Traumatisierter zu verstehen, ihr tiefes Misstrauen gegenüber anderen Menschen und ihre Tendenz, im Erwachsenenalter Beziehungsschemata zu wiederholen, die in der Beziehung zum Täter entstanden seien.

Daraus resultiere, dass derart geschädigte Patientinnen Schwierigkeiten haben, sich eine Beziehung vorzustellen, die wirklich fürsorglich, frei gewählt und beiden Beteiligten gegenüber fair sei, in der beide Partner aufeinander abgestimmt seien und die für beide erfüllend sei. Daher sei der Aufbau einer solchen – sicheren – Beziehung in der Therapie zentral. Und die Therapeutin sollte wissen, dass die Patientin diese Bemühungen als erneuten Betrugsversuch wahrnehmen kann (Herman, a. a. O.).

Es ist wichtig zu wissen, dass die Ermöglichung einer sicheren Bindung durch eine sichere Beziehung zu einer »erworbenen sicheren Bindung« führen kann. Und das wiederum heißt, dass der Patient sich mit uns durch das, was wir gemeinsam tun, sicher fühlt, eine Chance hat, eine erworbene sichere Bindung zu entwickeln (s. auch die Ausführungen über »Passung« von Werner Geigges in diesem Band).

Herman fragt, welche Konsequenzen aus dem spezifischen Wissen über die Traumafolgen für die Therapie – egal welcher Schule – zu ziehen sind, und empfiehlt:

1. Stärken und Resilienz bei den Patientinnen erkennen, sogar bei denjenigen, die schwerste Verletzungen erlitten haben – denn dies begünstigt den Aufbau einer therapeutischen Allianz.
2. Entwicklung einer vertrauensvollen und vom Geist der Zusammenarbeit geprägten Arbeitsbeziehung. Dazu gehört auch die Entwicklung einer Fähigkeit, zu beobachten oder auch zu mentalisieren aus einer Haltung der inneren Achtsamkeit heraus.
3. Nutzung eines Drei-Phasen-Modells für die Behandlung (Herman, 2011, S. 15–20, s. auch Reddemann, 2011).

Bei desorganisierter Bindung kann Exposition zu mehr Symptomatik führen, sodass Exposition daher möglicherweise nie oder sehr lange nicht möglich ist (D. Brown, 2011).

Im Folgenden konzentriere ich mich auf Überlegungen zur ersten Phase, denn diese ist nach Überzeugung der meisten Kliniker und Klinikerinnen, die mit komplex traumatisierten Patientinnen arbeiten, die wichtigste, die längste und manchmal die einzig mögliche (s. dazu Courtois, Cloitre und Ford, 2011). Außerdem ist stabilisierende Arbeit im stationären Setting häufig erfolgreicher, da sich die Patientinnen ihr intensiver und unter Anleitung ihr widmen können.

Die wichtigste Frage des Therapeuten an sich selbst sollte sein: »Wie wird diese meine Äußerung oder Intervention die Reflexion der Patientin über sich selbst in Beziehungen verändern?« Was bedeutet das konkret? Wenn wir einer Patientin eine Übung zur Stabilisierung anbieten, sollte sie angeregt werden, sich fragen zu können: Inwiefern hilft mir diese Übung, um mit mir selbst besser klarzukommen, und inwieweit hilft mir das, was ich hier lerne, um anderen ein bisschen mehr vertrauen zu können? Nehmen wir dazu als Beispiel die Übung des sogenannten sicheren Ortes: Es sollte der Patientin nach dieser Übung möglich sein, dass sie ein wenig mehr weiß, dass Sicherheit und Geborgenheit vorstellbar sind, dass sie sich mit dieser Übung künftig immer mehr beschäftigen kann, sodass sie sich mit sich immer geborgener fühlen kann. Lässt sie sich darauf ein, die Übung häufig zu wiederholen, sollte sie nach und nach lernen können, dass man sich in sich selbst zu Hause fühlen kann und auf andere später dann mit mehr Selbstsicherheit zugehen kann. Das heißt also, bezogen auf das Anliegen dieses Buches, dass jede hier vorgestellte Übung über die Dauer der Zeit bewirkt, dass Patienten in der Lage sind, mit sich selbst in eine bessere Beziehung zu kommen. Gelingt dies nicht, ist die jeweilige Übung nutzlos und sollte nicht mehr empfohlen werden. Das heißt auch, dass es darum geht, Patientinnen darin anzuleiten herauszufinden, was ihnen wirklich hilft, und ihnen zu erklären, dass nicht alles, was sich generell als gut und hilfreich erwiesen hat, für sie persönlich auch hilfreich sein muss.

Kinsler, Courtois und Frankel (2011, S. 214ff.) sprechen von der Therapie als »sicherem Hafen«, eine gelungene Metapher. Sie impliziert auch, dass man die meiste Zeit unterwegs ist, also nicht die Sicherheit des Hafens zur Verfügung hat. Im Hafen sollten Fertigkeiten erlangt werden, die einem für die Reise auf See zur Verfügung stehen. Die Behandlung sollte Patienten helfen, mit inneren körperlichen und/oder affektiven Zuständen kontrolliert umgehen zu können, das heißt, sich selbstwirksam erleben und sich selbst beruhigen zu können. Auch sollten sie lernen, sich mit äußeren Ereignissen auseinanderzusetzen, die zu Dissoziation, Hyper- oder Hypoarousal führen, und diese Ereignisse meistern zu lernen. Phase 1 sollte Selbstgewahrsein, Selbstakzeptanz und Mitgefühl mit sich selbst sowie Beziehungskompetenz stärken, alles Begriffe, die auch zur »salutogenen Selbstorganisation« (Geigges in diesem Band) gehören. Es gilt Verständnis für die Zusammenhänge zwischen aktuellen Problemen und den vergangenen Belastungen herzustellen. Die Arbeit ist überwiegend kognitiv geprägt, und die Annäherung an schmerzliche Gefühle sollte behutsam erfolgen (Kinsler et al., a. a. O.).

Kinsler et al. (2011) empfehlen eine Reihe von Voraussetzungen für eine gefahrlose Behandlung:

1. Therapeutinnen sollten nicht erwarten, dass Patienten ihnen vertrauen, und sollten mit »Tests« rechnen.
2. Es sollte der Patientin mit einem Verhalten begegnet werden, das von der Bereitschaft getragen ist, negative Beziehungsangebote zu containern, statt mit Vorwürfen zu reagieren.
3. Die Patientin benötigt eine Therapeutin, die ihrer Scham gegenüber sensibel ist, ohne dieses Gefühl zu verstärken.
4. Die Therapeutin sollte sich so berechenbar verhalten, dass sich daraus ein Gefühl von Verbundenheit entwickeln kann.
5. Therapeutinnen sollten lernen, demütig zu sein. »Kompetente Therapeutinnen erkennen an, dass sie irren können, Fehler machen und generell unvollkommen sind. Sie haben keine Angst davor, Kummer und Bedauern zum Ausdruck zu bringen, und sie arbeiten nötigenfalls an der Wiederherstellung der therapeutischen Beziehung. Traumatisierte empfinden es als ungewohnt, dass Menschen, zu denen sie eine Beziehung haben, ihre Irrtümer und Schwächen eingestehen. … Schore (2003/2007) bezeichnet die Arbeit an der Wiederherstellung der Beziehung als eine der zentralen Strategien für die Entwicklung einer sicheren Beziehung.« (A. a. O., S. 223)
6. »Die Sicherheit nimmt zu, wenn das Auftreten des Therapeuten warmherzig, ruhig, sanft, interessiert und empathisch ist.« (A. a. O.)
7. Durch Gewahrsein des Therapeuten hergestellte Synchronie und Einstimmung in die Beziehung tragen unmittelbar zum Wohlbefinden des Patienten bei.

Es geht also über lange Strecken der Behandlung sicher am wenigsten um Konfrontation mit Konflikten oder auch traumatischen Erfahrungen. Dies schließt allerdings nicht aus, dass Patientinnen über schmerzliche Erfahrungen sprechen, uns daran teilhaben lassen wollen, unsere Zeugenschaft und unser Mitgefühl wünschen. Es geht um das langsame Überwinden der Ängste gegenüber der eigenen Innenwelt. Dazu braucht es auch Gegenwelten, die sich durch die hier vorgestellten Übungen entfalten können.

Es ist wichtig zu wissen, dass manche Patienten durchaus mit dem, was in Phase 1 erreicht werden konnte, zufrieden sind und keinen Wunsch nach weiterer Behandlung haben. Meist sagen sie, jetzt geht es mir besser, ich weiß ungefähr, was mir widerfahren ist, und das genügt mir. Damit sollten dann auch wir uns zufriedengeben.

Erstaunlicherweise sprechen Wampold et al. (2010) aufgrund ihrer Metaanalysen von Studien zur Behandlung von – nicht komplexen – Posttraumatischen Belastungsstörungen relativ ähnliche Empfehlungen aus. Vor allem wird der Nutzen einer Resilienz- und Ressourcenorientierung hervorgehoben sowie die Entwicklung einer tragfähigen Arbeitsbeziehung (s. auch Reddemann, 2001 und 2011). Natürlich dauern solche Prozesse der Stabilisierung in solchen Fällen manchmal nur wenige Stunden und nicht so lange wie bei komplex traumatisierten Patientinnen und vor allem bei solchen, die nicht von nahen Bezugspersonen traumatisiert wurden. Es ist also wichtig, immer wieder genau zu differenzieren, um welche traumatischen Hintergründe es sich bei einer Patientin handelt. Tatsächlich profitieren aber im Hinblick auf verbessertes Selbstmanagement sehr viele Patientinnen von den als Stabilisierungsübungen bekannten Angeboten (dazu Seidler et al., 2003).

Die zitierten Empfehlungen beinhalten keine geringen Forderungen an Therapeuten und daher ist es ratsam, dass sie ihre eigenen Verletzungen kennengelernt haben sollten, und in der Lage sein, mit sich selbst wertschätzend und liebevoll umzugehen.

Was bedeutet Beachtung der Würde des Patienten und Empowerment?

Vor allem bedeutet Empowerment, dass Patienten die Erfolge ihrer Therapie sich selbst zuschreiben können. Sie sollten also nicht in erster Linie meinen, dass es ihnen besser geht, weil sie so wunderbare Therapeutinnen haben oder weil die Klinik so toll ist. Wenn wir so etwas hören, sollten wir uns die Frage stellen: Habe ich dem Patienten geholfen, seine eigene Arbeit ausreichend wertzuschätzen?

Würde im Kant'schen Sinn meint, dass der Mensch nicht von anderen als Mittel zur Erreichung von Zwecken benutzt werden darf, sondern der Mensch einen »Zweck an sich« darstellt und diese »Zwecke an sich« auch nur er/sie selbst bestimmen kann.

Damit haben wir für unsere Arbeit zwar eine klare, aber keine einfache Orientierung.

Es gibt psychologische Systeme, die durchaus so weit zu gehen bereit sind, dass sie jegliches Phänomen menschlichen Seins zu achten versuchen. Jedoch besteht die Gefahr, dass psychologische Schulen unser Denken einengen und unsere Fähigkeit, Patientinnen zu respektieren und zu würdigen, beeinträchtigen. Viele Schulen vertreten in großer Absolutheit offen oder versteckt Wahrheitsansprüche im Mantel von Wissenschaftlichkeit, die uns in unserer Fähigkeit, Patienten verstehen zu können, massiv einengen können. Der Versuchung, Patienten hin zum »Besseren« verändern zu wollen unabhängig von deren Zustimmung, sind wahrscheinlich die meisten schon einmal erlegen. Was aber, wenn ein Mensch dieses von uns sogenannte Bessere nicht will und damit es auf Dauer nicht kann? Was würde es nützen, wenn wir mit Engelszungen redeten – aber letztlich die Liebe nicht hätten, wie Paulus weise feststellte –, dass der Patient dies oder jenes tun solle, um seine Angst loszuwerden, er das aber anders betrachtet? Da sind uns bald Grenzen gesetzt in unserem »furor sanandi«. Ich erinnere daran, dass Paracelsus wusste, dass der Arzt nur kurieren, Gott bzw. die Natur allein heilen kann.

Meine Version therapeutischer Demut lautet folgendermaßen:

Wenn wir fortwährend daran interessiert sind, die Würde unserer Patientinnen zu achten, dann können wir sagen, dieser Mensch ist das, was er ist. Das heißt, dass er oder sie genau so sein darf, wenn er/sie das möchte, wie er/sie jetzt gerade ist, auch wenn das in einer bestimmten Denkkategorie als krank angesehen wird. Vielleicht verändert sich in der Therapie etwas, vielleicht nichts, weil es tiefere Gründe gibt, die wir nicht immer verstehen. Vielleicht sollte ich einsehen lernen, dass ich mit meinen Konzepten noch längst nicht alles über die Geheimnisse des Lebens weiß und nie wissen werde. Und wenn ich dann daran denke, dass z. B. der Philosoph Levinas mir rät anzuerkennen, dass das Antlitz des anderen mich auffordert, du sollst nicht töten, was meine

Lebendigkeit ausmacht, dann könnten wir einen Schritt zurücktreten und uns fragen, halte ich mich daran oder versuche ich grade etwas, das leben will, zu töten? Ganz wohlmeinend, ganz davon überzeugt, das Richtige zu tun. Konzepte, dass das eine Ich seelische Wirklichkeit nicht unbedingt abbildet, sind da hilfreich (Reddemann, 2011).

Im Märchen »Das Wasser des Lebens« werden viele Facetten des Themas Würde durchleuchtet, vor allem die, die mit der Würde von Menschen, welche anderen helfen wollen, zu tun haben. Das »Wasser des Lebens« kann auf Dauer und für alle nur heilsam sein, wenn es würdevoll verabreicht wird, das heißt, wenn sowohl derjenige, der es bekommt, wie derjenige, der es gibt, ganz in seiner Würde bleiben kann. Treten Störungen auf, so gerät man in lebensbedrohliche Situationen. Im Fall des Märchens ist es der Heiler selbst, der seine Würde verliert und erst durch den Weg zur Braut, also durch die Verbindung von männlichen und weiblichen Anteilen, zum Herrn des Königreichs werden kann.

Machtbedürfnisse können aus abgewehrtem Ohnmachtserleben entstehen. Gerade Patientinnen, die uns an Ohnmachtserfahrungen teilhaben lassen, lösen in uns i. S. der Gegenübertragung Ohnmachtsgefühle aus. Wenn wir uns dann nicht sicher fühlen in dem, was wir tun sollten und könnten, und dazu gehört für mich auch eine Sicherheit des Würdeempfindens aus einer Akzeptanz unser aller Begrenztheit heraus, kann es in der Behandlung zu Fehlentwicklungen kommen.

Die Absicht des Helfenwollens und eher eigennützige Motive können durchmischt sein. Wir möchten etwas erreichen, und wir möchten wissenschaftlich handeln. Aus dem immer stärker werdenden Bedürfnis nach »Wissenschaftlichkeit« als naturwissenschaftliches und nicht mehr hermeneutisches Konstrukt können sich Entwicklungen ergeben, die mit der Menschenwürde nur noch schwer vereinbar sind. Denn aus dieser Art von Wissenschaftlichkeit kann sich Überheblichkeit entwickeln, die das Wollen des Patienten und seine Begrenzungen für unerheblich hält.

In der Behandlung von traumatisierten Menschen sind wir ständig davon bedroht, dass wir zu schnell sind, weil wir mehr zu wissen glauben als unsere Patientinnen. Kommen wir mit unserem Wissen nicht an, könnten wir es den Patientinnen anlasten, statt uns zu fragen, ob wir mit dem, was wir vorhaben, zu wenig beim Patienten und dessen Möglichkeiten sind. Die feste Überzeugung, dass ein Konzept, das sich bewährt hat, auch beim nächsten Fall wieder anzuwenden sei, kann dazu führen, dass wir verletzend werden.

Nicht überall ist es üblich, Patienten an den eigenen Überlegungen teilhaben zu lassen, sie gründlich aufzuklären und sich mit ihnen auf einen Prozess einzulassen, der in der Allgemeinmedizin unter dem Begriff des »shared decision making« oder »partizipativer Entscheidungsfindung« abgehandelt und untersucht wird. Das sollte bedeuten, dass wir Patientinnen darüber aufklären, wie wir ihre Störung verstehen und einordnen und wie wir meinen, dass sie behandelt werden sollte. Grundsätzlich hätten Patientinnen dann immer den Anspruch, dass wir sie über alternative Behandlungsmöglichkeiten zu informieren hätten, das heißt, ihnen nur eine Behandlungsmöglichkeit, nämlich die, die wir kennen und beherrschen, vorzuschlagen, wäre nicht ausreichend. Wir müssten wenigstens grob auch über andere Behandlungsmöglichkeiten Bescheid wissen und sie mehr respektieren, wenn sie von Patientinnen gewünscht werden. Das sollte auch bedeuten, dass wir bei jedem neuen Schritt, den das alltagsweltliche Vorstellungsvermögen nicht abdeckt, erklären, warum wir zu tun beabsichtigen, was wir tun wollen. Wie jede und jeder weiß, ist das u. a. Angst mindernd. Erst wenn die Patientin zustimmt, man nennt das auch »informed consent«, wäre der nächste Schritt zu tun. Damit müssten wir einige uns lieb gewordene und theoretisch für stimmig gehaltene Vorgehensweisen infrage stellen. Es wäre dann z. B. nicht richtig, PatientInnen abzuverlangen, dass sie uns ausführlich über belastende Dinge erzählen, wenn sie das nicht wollen.

Van der Kolk (a. a. O.) weist ausdrücklich darauf hin, dass Patientinnen sich durch das Erzählen(-müssen) von Belastendem verschlechtern können. Und unter Würdeaspekten wäre es dann auch fragwürdig, dies als »Widerstand« zu deuten. Der Respekt vor der Autonomie des Patienten würde es nahelegen, bei dem Material zu bleiben, das der Patient uns zur Verfügung stellen will und kann. Es wäre dann auch fragwürdig, Behandlungsangebote zu machen, die Patientinnen etwas abverlangten, das diese nicht einzubringen gewillt sind oder wovor sie – noch – zu viel Angst hätten.

Es geschieht nicht selten, dass Patientinnen bestimmte von uns für gut geheißene Dinge ablehnen und uns davon in Kenntnis setzen, dass sie sich damit unwohl fühlen. Das kann auch bei jeder mit guter Absicht angebotenen Übung geschehen. Mir erscheint es dann geboten, wenn möglich in einem Einzelgespräch, zu erkunden, wo die Hindernisse liegen, und ggf. zu respektieren, dass der Patient diese Übung meidet. Meist weiß er es besser! Gerade in Gruppensettings haben Therapeutinnen damit zu kämpfen, wie man Einzelnen und der Gruppe gerecht wird. Aus meiner Sicht ist vor allem Transparenz geboten und Mitgefühl gegenüber denjenigen, die mit ihren individuellen Anliegen in einer Gruppe manchmal zu kurz kommen. Es ist Aufgabe des Therapeuten, darauf zu achten, dass immer wieder ein Ausgleich geschieht.

Der Philosoph Lévinas fordert auch Güte und Barmherzigkeit, beides Begriffe, die selten im Rahmen psychotherapeutischer Prozesse Verwendung finden.

Die Fähigkeit zum Mitgefühl im Sinne eines Mitfühlens und von tätiger Fürsorge für die andere Person erscheint mir für das Recht auf Würde zentral. Der Philosoph Baumann spricht von einer altruistischen Fähigkeit, stellvertretend für andere deren Entwürdigung zu fühlen und damit Handlungen als menschenunwürdig zu verurteilen. Baumann geht davon aus, dass es ein allgemeines Bedürfnis nach fundamentalem zwischenmenschlichen Respekt gebe und ein Bedürfnis, nicht respektlos oder gar erniedrigend behandelt zu werden (Baumann, 2002). Wenn unser Ausgangspunkt ist, dass alle Menschen ein Recht darauf haben, ihre basalen Bedürfnisse zu befriedigen, dann folgt daraus das Recht auf wechselseitigen Respekt.

Anderen und sich selbst die Würde zu lassen, erfordert Nachsicht; Besserwisserei, auch wenn sie wissenschaftlich begründet erscheint, ist nicht hilfreich.

Dazu sollten wir auch als Therapeutinnen lernen, uns »ganz« zu akzeptieren. Dietrich Bonhoeffer spricht in einem seiner letzten Briefe davon, »in der Fülle der Aufgaben, Fragen, Erfolge und Misserfolge, Erfahrungen und Ratlosigkeiten (zu) leben«. (Zit. nach von Dobeneck, 2006)

Boss erläutert in ihrem Buch »Verlust, Trauma und Resilienz« die Problematik von »Beherrschbarkeit« (mastery). »Wenn Menschen so sozialisiert und darauf konditioniert sind, dass sie die Beherrschbarkeit zum Dogma erheben, ohne jemals davon abzurücken, dann können sie schlecht ihre Resilienz bewahren, wenn die Dinge sich anders als erwünscht entwickeln – oder wenn Probleme keine Lösungen haben.« (a. a. O., S. 137) Und sie betont, »dass Hilflosigkeit sich verschärft, wenn unmoderierte Beherrschbarkeit zur Kontrollnorm erhoben wird«. (S. 139)

Boss meint, dass Helfer auch zu lernen hätten, »dass sie die Probleme der Klienten nicht zu lösen und ihren Schmerz nicht zu lindern vermögen«. Zumindest nicht immer und jederzeit. Das setze die Fähigkeit voraus, eine unvollkommene Situation zu akzeptieren. (S. 142) Das Unbehagen, etwas nicht zu wissen und eine Situation nicht bewältigen zu können, werde in der Ausbildung von Therapeuten selten thematisiert. »Doch unbeantwortbare Fragen gehören untrennbar zu den klinischen Problemen, die uns von traumatisierten Menschen, entwurzelten Familien, Menschen, die gerade ihren Arbeitsplatz verloren haben, von Arbeitslosen oder von Pflegepersonen, die unheilbar kranke Angehörige zu Hause versorgen, präsentiert werden. Über unser eigenes Unbehagen darüber, dass es für das Problem eines Klienten keine Lösung gibt, wird selten gesprochen … Damit wir mehr Empathie zeigen können, wenn unseren Klienten das Gefühl der Beherrschbarkeit fehlt, müssen wir unsere eigene Situation der Unvollkommenheit erkennen.« (a. a. O., S. 148 – 149)

Viele der komplex traumatisierten Patienten müssen mit unbeantwortbaren Fragen leben, vor allem der Tatsache, dass nahe Menschen ihnen geschadet haben. Viele leben mehr oder weniger verzweifelt mit uneindeutigen Situationen, halten z. B. Kontakt zu denen, die ihnen geschadet haben, weil sie sich mit ihnen verbunden fühlen, und verabscheuen diese Menschen gleichzeitig. Boss fordert auch, dass man die Auffassung, man könne ohne Kenntnis der Tatsachen Situationen nicht verändern, revidieren müsse, was im Klartext bedeutet, dass man nicht unter allen Umständen »alles« über eine traumatische Erfahrung wissen muss, wenn die Patientin einem nichts darüber sagen will oder kann.

Menschen, die sich z. B. am buddhistischen Denken oder anderen spirituellen Richtungen orientieren, würden mit unbeantwortbaren Fragen fertig ohne Traumatisierung oder emotionale Blockaden (S. 157). Boss betont die Notwendigkeit, Menschen zu helfen, dass sie ihre Erwartungen an Beherrschbarkeit relativieren und sich doch von Hoffnungslosigkeit bewahren. (a. a. O., S. 158)

Resilienz resultiert in solchen Fällen eher aus einem Akzpetieren von Widersprüchlichem und dem Erlangen einer Identität, die aus einem fortwährenden Prozess aus Kontinuität und Veränderung entsteht. (a. a. O., S. 163) Boss geht ebenfalls davon aus, dass es in Therapien um »mehrfache Wahrheiten« gehen kann. »Weder der Therapeut noch der Klient hat die Antwort. Eine optimale Lösung gibt es nicht. Die Situation kann nicht abgeschlossen werden.« (a. a. O., S. 179)

Wie vielen von uns ging es auch Boss so, dass sie in ihrer Sozialisation an der Vorstellung von mastery orientiert war, sodass sie ihrer Identität erst einmal das »spirituelle Vertrauen« hinzufügen musste, »dass sich die Dinge selbst unter schwierigen und unsicheren Bedingungen einspielen«. Ich habe in meiner Analyse der Kantaten von Johann Sebastian Bach zu zeigen versucht, wie das Vertrauen in göttliches Walten Bach und seinen Zeitgenossen geholfen haben könnte, auch extremem Schmerz zu begegnen und – in Boss' Worten – mit uneindeutigem Verlust fertig zu werden. (Reddemann, 2006) Der Text der Kantate »Wer nur den lieben Gott lässt walten« z. B. stammt aus der Zeit des 30-jährigen Krieges. Bach hat nicht nur aus dem bekannten Kirchenchoral eine großartige Kantate gemacht, er hat diesen Choral auch immer wieder in anderen Kantaten kontrapunktisch anklingen lassen und damit in mannigfachen schwierigen Kontexten darauf verwiesen, dass wir Dinge akzeptieren sollten, die wir nicht ändern können.

Wenn man dafür offen ist, begegnet man in der Behandlung von schwer traumatisierten Menschen häufig solchen, die Wege gefunden haben, sich dem Leben trotz allem anzuvertrauen.

Resilienz ausschließlich um ihrer selbst willen sollte kein therapeutisches Ziel sein. Man darf daher auch »Anpassung« und Resilienz nicht gleichsetzen. Denn Widerstand leisten und aufbegehren kann stärken.

Pauline Boss schreibt dazu: »Wir müssen aufpassen, dass wir nicht ein Resilienzmodell übernehmen, das nur den Status quo festigt. Natürlich werden wir nie den Idealzustand erreichen, aber wir können nicht akzeptieren, dass Krieg und Armut uns dauerhaft begleiten und dass dagegen nichts getan werden kann. Wir dürfen uns nicht damit zufriedengeben, dass die Resilienz des Menschen die einzige Antwort ist. Das entscheidende Kriterium individueller Resilienz ist zwar die persönliche Gesundheit, aber wir müssen auch die Gesundheit der Gesellschaft und Umwelt fördern, in der Menschen gedeihen können.«

Ausgehend von ihrem Konzept des »uneindeutigen Verlusts« empfiehlt Boss zu akzeptieren, dass es nicht immer eine Lösung gibt. Resilient sein heiße dann, »lernen, mit unbeantwortbaren Fragen zu leben«. (Boss, 2008, S. 85)

Wenn wir es uns zur Aufgabe machen wollen, die Würde unserer Patientinnen zu achten, sollten wir erkennen lernen, welches Niveau von Belastung einem bestimmten Menschen am ehesten bekömmlich ist, um sich selbst ein wenig oder mehr zu begegnen. Wir benötigen Angebote, die Zeit lassen und in kleinen Schritten voranschreiten wie ein Schäfer, der die gemächlichen Bewegungen seiner Tiere begleitet. (Reddemann, 2008)

Wir sollten erkennen lernen, in welcher der vielen möglichen Phasen der Entwicklung ein Mensch sich befindet und wovon dieser Mensch am besten profitiert. Damit Menschen wieder zu ihrer Ganzheit und Würde finden, sind viele individuelle Schritte erforderlich. Es sollte nicht nur um »Traumatherapie«, sondern um die Behandlung des ganzen Menschen gehen (Briere et al., 2010; Boss, 2008; Reddemann, 2011). Dieses Modell einer Therapie für den ganzen Menschen favorisieren auch Courtois, Ford und Cloitre (a. a. O.).

Es geht um Beruhigung und Verarbeiten, kein Entweder-oder, sondern ein Pendeln. Wie oben bereits erwähnt: »Vor allem schade nicht noch mehr«, das ist pragmatisch und einleuchtend. Pendelbewegungen sind Zeichen von Lebendigkeit, wenn das Pendel stillsteht, sich nichts mehr bewegt, ist das ein Zeichen für Erstarrung, ja Tod. Aus meiner Sicht geht es darum, die minimalen Pendelbewegungen, zu denen unsere Patientinnen trotz allem fähig sind, zu erkennen, die Patientinnen anzuregen und zu ermutigen, sie zu nutzen und zu fördern, damit sie sich schließlich größere und große Pendelausschläge erlauben können, wenn sie es wünschen. Auch das gehört zu Stabilisierung und Empowerment. Ich sehe die therapeutische Aufgabe darin, ein Bewusstsein für die Polarität und damit Ganzheit von Leid und Freude anzuregen, damit die Patienten wieder in die Lage kommen zu wählen, wo sie sich aufhalten wollen, um die Wechselfälle des Lebens anzunehmen. Vor allem geht es darum, dass sie sich ihrer eigenen Ressourcen und der darin enthaltenen Resilienz bewusster werden, um diese nutzen zu können. Wichtig erscheint mir, dass wir uns klarmachen, dass die Patientin bereits überlebt hat! Dafür benötigt sie uns nicht, aber dafür, dass ihr ein »gutes Leben« möglich wird, wenn sie das wünscht.

So sollte es in der Therapie auch um eine Bejahung und Würdigung der Symptomatik – nicht zuletzt auch unter dem Aspekt der Widerständigkeit des Subjekts gegen zerstörerische äußere Bedingungen – gehen. Des Weiteren um eine gezielte Nutzung traumakompensatorischer Schemata (Reddemann und Fischer, 2010), wozu alle Versuche der Patientinnen zu rechnen sind, mit der traumatischen Erfahrung fertig zu werden und diese ins Selbst zu integrieren, selbst wenn sich diese Versuche später im Leben als destruktiv erwiesen haben.

Es geht also um Nutzung all der Schutzmechanismen, die die Patienten verwenden, mit dem einzigen Unterschied, dass sie nun innerhalb einer sicheren Beziehung bewusst verwendet werden können, um im weiteren Therapieverlauf mehr und mehr im Alltag Anwendung finden zu können.

Resilienzorientierung darf keinesfalls dafür vorgeschoben werden, dem Leiden aus dem Weg zu gehen und Patientinnen den Raum, den sie für ihr Leid brauchen, zu versagen.

Mit einer ausschließlich am Leiden orientierten Sichtweise lässt man Patienten genauso wenig eine Wahl, wie wenn man sich ausschließlich auf Ressourcen konzentriert. Resilienzorientierung neben der Leidorientierung stellte sich jedoch in den letzten Jahren zunehmend als zentraler Faktor in der Behandlung allgemein und in der Psychotherapie von Menschen mit Traumafolgestörungen im Besonderen heraus (Boss, 2008; Wampold, 2010; Herman, 2011).

Die Frage nach der Resilienz darf nicht dafür missbraucht werden, Menschen abzuverlangen, dass sie sich mit sozialer Ungerechtigkeit und Gewalt »resilient« abfinden sollen. Hier braucht es gesellschaftliche Veränderungen! Therapeutinnen laufen manchmal Gefahr i. S. einer – auch gesellschaftlich bedingten – Gegenübertragungsreaktion, zu schnell Veränderungen anzustreben, um dem Leiden zu entkommen. Nur der Patient kann bestimmen, wann etwas für ihn stimmig ist. Aber wenn wir keine Angebote machen, hat er womöglich keine Wahl!

Ressourcenorientierung ist nicht gedacht für Verleugnung, Bagatellisierung und Beschönigung. Resilienz bedeutet nicht andauerndes Wohlgefühl, sondern Widerstandskraft, die wiederum hat auch mit Widerständigkeit zu tun.

Da besonders in der Folge von komplexen traumatisierenden Erfahrungen die wenigsten Menschen an einem symptomatischen Problem leiden, sondern an einer Fülle von Schwierigkeiten, gilt umso mehr, Patientinnen zu sich selbst zu ermutigen und anzuerkennen, dass es sehr viele verschiedene Lebenswege und Lebenslösungen gibt.

Psychodynamische Ansätze bieten Patienten die Möglichkeit einer intellektuellen und emotionalen Integration an, indem unerklärliche und erschreckende Erfahrungen, die sie bisher gemacht haben, in ein Erklärungs- und Interpretationsschema eingeordnet werden, (s. Pohlen et al., S. 43, sowie Reddemann und Fischer, 2010), denn sich selbst besser verstehen können, verhilft zu mehr Selbstkontrolle, wirkt stressmindernd und ermöglicht so, dass Neues erprobt werden kann.

Eine Weile sah es so aus, als seien psychoanalytisches Denken und Lösungsorientierung so meilenweit auseinander, dass eine Verbindung nicht gelingen könnte. Zwar gibt es bisher noch keine konsistente psychoanalytische Theorie für die Arbeit mit Resilienz, jedoch gibt es Gedanken zur Förderung progressiver Tendenzen in den Schriften psychoanalytischer Autoren.

Fürstenau spricht in diesem Zusammenhang vom »beidäugigen Sehen in Diagnostik und Therapie« (Fürstenau, 2003). Eine Richtschnur sei: Je weniger stabil ein Patient ist, desto mehr sollte auf seine Ressourcen fokussiert werden. (Siehe Fürstenaus diesbezügliche Arbeiten »Entwicklungsförderung oder Orientierung an der Defizienz?« sowie »Progressionsorientierte psychoanalytisch-systemische Therapie« aus den Jahren 1989 bzw. 1991.) Er bezieht sich damit auf ein uraltes ärztliches Wissen, dass nämlich der ganze Mensch mit seinen gesunden Seiten zuerst und dann auch mit seinen kranken Seiten gesehen wird, beidäugig eben.

Fredrickson (2009) weist darauf hin, dass positive Emotionen wahrgenommen und »ausgekostet« werden sollten. Wie können wir unseren Patientinnen helfen, wenn wir diese Forschungsergebnisse nicht zur Kenntnis nehmen und manchmal jahrelang nicht dafür sorgen, dass sie zu einem heilsamen Umgang mit Emotionen finden, weil wir allzu sehr von der Beschäftigung mit dem Leidvollen eingenommen sind?

Brooks und Goldstein (2007) empfehlen, Kindern dabei zu helfen, dass sie Vorstellungen von persönlicher Einflussnahme entwickeln können. Kompetenzstärkend sind Aktivitäten, die gut und mit Freude ausgeführt werden und für deren Ausführung man positive Rückmeldung erhält. Das Wichtigste sei, dass diese Erfahrungen als persönliche Stärke wahrgenommen werden. Resiliente Kinder können Hilfe annehmen und gleichzeitig erkennen, dass sie »die eigentlichen Baumeister ihrer Erfolge« sind. Es hilft Kindern, resilient zu werden, wenn sie keine Furcht vor Fehlern haben, sondern erfahren, dass man aus Fehlern lernen kann. Des Weiteren empfehlen Brooks und Goldstein, Kindern dabei zu helfen, dass sie tätige Anteilnahme erlernen. Als sehr wichtig beschreiben sie außerdem die »Vogelperspektive«, die zu Problemlösefähigkeit und Entscheidungskompetenz verhelfen können. Dabei werden verschiedene Optionen erkundet, mit Hindernissen wird gerechnet und Rückschläge können als Erfahrungen verbucht werden. Brooks und Goldsteins Empfehlungen lese ich als Anleitung für resilienzfördernde Therapie.

Die Psychoanalytikerin Karen Horney sagte: »Wir werden frei, uns selbst wachsen zu lassen, wir befreien uns selbst auch zur Liebe und zu Mitgefühl mit anderen … ob für uns selbst oder für andere, das Ideal ist die Befreiung und Förderung der Kräfte, die zu Selbstverwirklichung führen.« (Horney, 1951, S. 15 – 16, Übersetzung L. R.)

In der Sprache der Objektbeziehungstheorie fördern wir die Errichtung und das Wachstum guter innerer Objekte. Auch die Schriften Kohuts ermöglichen eine Erklärung für einen bestätigenden und ressourcenfördernden Umgang in der Behandlung von traumatisierten Patientinnen (Pearlman und Courtois, 2005).

Patienten wollen im Allgemeinen als erwachsene Menschen ihr Leben meistern, was auch beinhaltet, dass sie über ihre kindlichen Anteile mit spielerischer Freude zu verfügen vermögen. Dies wiederum erfordert eine Beruhigung der verängstigten und traumatisierten kindlichen Anteile. Patientinnen wollen keine Neuauflage traumatischer Erfahrungen. Traumatisierte Patienten möchten verstehen, warum sie sich verhalten, wie sie sich verhalten, und sie suchen nach dem Sinn ihrer Erfahrungen, wie sie diese in ihr jetziges Leben integrieren und ihr Leiden daran vermindern können. Aus diesem Grund sollte auch in psychodynamischen Ansätzen ausreichend Platz für Psychoedukation und Erklärungen sein.

Es geht daher immer auch um einen Neubeginn, d. h., wir sollten neue emotionale – aber auch kognitive und Handlungserfahrungen ermöglichen, Gottfried Fischer nennt das »optimale Differenz« zwischen den alten und den neuen Erfahrungen, die wir meist mit Angeboten »minimaler Differenz« einleiten.

Dies wiederum bedeutet für mich u. a., dass es in der Behandlung von Menschen mit Traumafolgestörungen um verschiedene Facetten der Nachbeelterung geht, also Vorstellungen von imaginativer Selbstbegegnung und Selbstfürsorge. Dies sind wesentliche Faktoren für Resilienzentwicklung, wenn sie auch getragen sind von einer haltgebenden therapeutischen Beziehung sowie der Erfahrung, auch »Nein« sagen und Widerstand leisten zu dürfen gegen (trieb-)unterdrückende Lebenszusammenhänge.

Einige der Übungen sind für den Beginn der Anleitung zur Nachbeelterung sehr wertvoll, so z. B. die Übung des »sicheren Ortes« wie auch die »Baumübung«.

Viele Psychotraumatologen gehen davon aus, dass ein Trauma eine nicht abgeschlossene Handlung darstellt. Und sie meinen, dass das Durcharbeiten und Integrieren der traumatischen Erfahrung, die unabgeschlossene Handlung zu einem Abschluss bringt. Ich halte das für zu kurz gegriffen. Denn was hilft Menschen, mit akuten Traumata fertig zu werden? Am meisten wohl mitfühlende andere, die zu trösten bereit sind und die zum Ausdruck bringen, »das war schlimm, was du durchgemacht hast« und ggf. »das war Unrecht«. Das scheint Menschen dabei zu helfen, die Gegenwart als gesondert von der traumatischen Vergangenheit nach und nach wieder zu unterscheiden. Ich gehe davon aus, dass bei komplex traumatisierten Menschen Trost, Verständnis und Mitgefühl nicht oder nicht ausreichend zur Verfügung standen. Früher herrschte die Auffassung, dass bestimmte Dinge nicht nachgeholt werden könnten, und das ist sicher zum Teil zutreffend. Aber unsere Vorstellungskraft ermöglicht eben doch, dass wir vieles nachholend gut machen können, wenn auch nicht alles. Daher erscheinen mir Imaginationen, die Trost und Nachbeelterung ermöglichen, besonders hilfreich. Dadurch entsteht auch Hoffnung. Wie »der Arzt als Arznei« wirkt, gilt dies analog für TherapeutInnen. Wir können durch unser Verhalten Hoffnung oder Hoffnungslosigkeit ermöglichen, die Bereitschaft, mit uns zu arbeiten oder sich mit uns herumzustreiten, d. h., wir können auch als Gift wirken.

Die Auswirkungen unseres Verhaltens sollten regelmäßig reflektiert werden. Traumatisierten Patientinnen kann man leider mehr als anderen mit Unachtsamkeit schaden. Wir können z. B. ungewollt Dissoziationen auslösen. So liegen die Gründe von durch Schwierigkeiten ausgelöstem Verhalten nicht immer nur im Patienten. Selbst wenn es im Lauf der Therapie darum geht zu erkennen, welche Gründe im Patienten liegen könnten, sind wir stets Mitgestalterinnen dessen, was in der Therapie geschieht, und gar nicht so selten auch dessen, was außerhalb der Therapie geschieht.

Ein einfacher Weg, etwas mehr über die Wirkung der Therapie zu erfahren, kann die Frage am Ende jeder Sitzung sein, »was war heute hilfreich für Sie?« Damit erreicht man zwei Dinge: Zum einen wird deutlich, womit wir »ankommen«, zum anderen geht der Patient mit einem Erleben von »Ich habe etwas erreicht« aus der Stunde. Es sei daran erinnert, dass Patienten davon profitieren, wenn sie sich die Erfolge der Therapie zuschreiben.

Wenn in der Therapie Probleme, welcher Art auch immer, auftreten, sollte sich die Therapeutin zunächst immer die Frage stellen, ob die therapeutische Beziehung tragfähig ist. Dazu gehören Takt, Zugewandtheit, die Bereitschaft, neue Erfahrungen zu ermöglichen, und die Bereitschaft, eigene Fehler einzugestehen und sich, wenn nötig, dafür auch zu entschuldigen. Gerade Auseinandersetzungen, wenn sie auf eine nicht stresserhöhende Art gestaltet werden können, sind oft Wendepunkte in der Therapie. Vielleicht erfährt eine Patientin zum ersten Mal, dass sie respektiert wird und dass der andere Mensch Fehler eingestehen kann, ohne sie zu beschuldigen (s. weiter oben Kindler et al.).

Wenig hilfreich wäre eine therapeutische Grundhaltung, die traumatisierte PatientInnen in immer größere Abhängigkeit bringt, weil die Therapeutin meint, als Hilfs-Ich beistehen zu müssen, auch dort, wo durchaus die Selbsthilfefähigkeit und die Kräfte der Selbstheilung angesprochen werden könnten. Alle Interventionen, die das erwachsene Ich schwächen könnten, sollten daher tunlichst unterlassen werden.

Ich schlage daher vor (Reddemann, 1998, 2001), die »innere Bühne« als den Ort zu nutzen, auf dem Regression stattfindet. Jede Imaginationsübung aktiviert diese »innere Bühne«.

Damit behält die therapeutische Beziehung überwiegend den Charakter einer Arbeitsbeziehung. Verliert sie diesen Charakter, kann und sollte genau dies zum Gegenstand der Erörterung gemacht werden.

Die Beziehung des Patienten zu sich selbst und erkennbare Fortschritte in der Fähigkeit zur Selbstberuhigung stellen einen wichtigen

Parameter im therapeutischen Fortschreiten dar, d.h., Fortschritte in der Selbsterkenntnis allein sind nicht hinreichend, sondern allenfalls ein Schritt auf dem Weg zu mehr Selbstberuhigung. Ein Mensch, der sich selbst beruhigen kann, hat es auch leichter im Umgang mit anderen. D.h., wenn jemand mit anderen Menschen besser auskommt, ist auch das ein Hinweis für gelingende Therapieschritte.

Zur Selbstberuhigung trägt bei vielen Menschen auch die Auseinandersetzung mit Sinnfragen bei. Therapeuten sind nicht dazu da, spezifische Anleitungen für ein sinnerfülltes Leben zu geben, aber sie sollten aufmerksam zuhören, um herauszufinden, ob die Sinnfrage für einen Menschen ein Thema ist. Viele Patientinnen fragen uns, »warum ist mir das passiert?«, und diese Frage können wir nicht beantworten. Ich finde die Empfehlung von Viktor Frankl, gemeinsam zu überlegen, was das Leben von uns will, wenn uns bestimmte Dinge widerfahren, hilfreich. Frankl selbst hat sich diese Frage in Auschwitz gestellt, und es hat ihm geholfen, daran zu denken, dass er den Menschen von seinen Auschwitz-Erfahrungen berichten würde.

Zusammenfassung

Ein Mensch mit einer komplexen Traumafolgestörung braucht vor allem Sicherheit. Jede Therapie lebt von einer hilfreichen Beziehung, dafür sind wir zum größeren Teil verantwortlich. Dennoch ist es ebenso wichtig, Patientinnen dazu anzuleiten, dass sie sich bewusst werden, dass es um *ihre* Sicherheit geht und zu lernen, dafür zu sorgen (s. dazu die entsprechende Übung in diesem Band).

Schutzmechanismen der Patienten sollten lange gewürdigt und dann behutsam in ihrem Wert im aktuellen Leben überprüft werden. Dafür braucht es einen expliziten Auftrag.

Es ist notwendig, das sehr genaue Kennenlernen von traumatischen Inhalten zugunsten der Erarbeitung von äußerer und innerer Sicherheit der Patientin zurückzustellen. Sicherheit sollte immer Vorrang haben! Viele Kolleginnen und Kollegen lassen sich verleiten, traumatisches Material zusätzlich zu erfragen und es nicht bei dem zu belassen, was die Patientin von sich aus berichtet, weil sie meinen, sie würden die Patientin sonst nicht verstehen. Aus meiner Sicht ist das ein Irrtum. Auch wenn wir noch keine Details wissen, kann sich heutzutage wohl jede Therapeutin vorstellen, was es heißt, wenn ein Kind vernachlässigt wurde, Gewalt erfahren hat oder gar sexuell ausgebeutet wurde!

Verhalten, das sich entwickelt(e), um das Ich vor Überflutung mit traumatischem Material zu schützen, sollte als traumakompensatorisches Schema benannt und respektiert – soweit vertretbar – sogar gefördert werden. Handelt es sich um selbstschädigendes Verhalten, kann man darauf hinarbeiten, es durch funktionaleres zu ersetzen. Keinesfalls sollte man vor Festigung traumakompensatorischer Fähigkeiten das Trauma bearbeiten wollen.

Zu starke Orientierung an einem auf Assoziation ausgerichteten Modell ist ebenso riskant wie eine streng auf bestimmte Phasenprinzipien gerichtete Haltung.

Viel Information am Anfang ist wichtig, sie sollte aber nicht dazu dienen, die Beziehung außer Acht zu lassen. Die Aufrechterhaltung einer tragfähigen therapeutischen (Arbeits-)Beziehung hat immer Vorrang vor jeder anderen Intervention. Respektvolles Einbeziehen der Patienten durch Information und Beteiligung an Entscheidungen festigt die therapeutische Beziehung.

Falsch verstandene Abstinenz und die Weigerung, hilfreich beizustehen, schaden. »Im schlechtesten Fall … wird Neutralität die Möglichkeit der Einfühlung dementieren; die jüngste Literatur zu Prozess und Ergebnis in der Psychotherapie verdeutlicht, dass eine echte Sorge des Therapeuten um den Patienten deutlich werden muss, wenn signifikante therapeutische Veränderung erreicht werden soll«, schreiben Fonagy und Kächele (zitiert nach Orlinsky, 2010).

Zuerst sollten die Leiden und Probleme der Patientin gewürdigt werden, dazu braucht es unser Mitgefühl. Distanzierungstechniken können helfen, dass sich Patientinnen Leidvollem annähern können.

Lebensziele der erwachsenen Person führen zu Therapiezielen. Eine Auftragsklärung für die gemeinsame Arbeit gibt sowohl der Patientin wie der Therapeutin einen Rahmen.

Es ist sodann hilfreich, einen Zusammenhang zwischen Auftrag/Zielen einerseits und Beschwerden sowie Lösungsmöglichkeiten, auch im Sinne des therapeutischen Angebots, und Resilienz andererseits frühestmöglich herzustellen.

Die Anamnese sollte so erhoben werden, dass Belastungen oder die Betonung schwieriger Themen nicht fokussiert werden. Parallel zur Problemanamnese sollte auch die »Freudebiografie« erhoben werden

(Kast, 1994). Das »Freudetagebuch« ist im Konzept des hier vorliegenden Gruppenprogramms ein wichtiger Therapie-Baustein. Eine zentrale Frage in der Anamnese ist: »Wie haben Sie es geschafft, mit all dem Schweren fertig zu werden?«

Ressourcen werden durch Würdigung derselben verstärkt. Es ist jedoch notwendig zu erklären, was der Sinn von ressourcenorientiertem Arbeiten ist und was Resilienz bedeutet.

Basal ist die Fähigkeit zur Selbstbeobachtung; dazu gehört auch das Wahrnehmen von Erfreulichem (Zufriedenheits- oder Freudetagebuch).

Der gesamte Therapieablauf sollte dem Patienten erklärt werden. Dabei lohnt es sich, positive Sprachbilder der Patientin aufzugreifen und sie an ihre Selbstheilungskräfte zu erinnern.

Es erscheint wichtig, die Arbeitsbeziehung möglichst immer zu erhalten. Übertragungsmanifestationen negativer oder idealisierender Art sollten daher immer sofort geklärt werden, um wieder auf die Ebene der Arbeitsbeziehung zu gelangen.

Es ist günstig, kleinere Schritte zu machen, noch mehr Sorgfalt für das Auffinden von Ressourcen oder das Ausfantasieren von Ressourcen für die Zukunft zu verwenden und an einem tragfähigen Arbeitsbündnis zu arbeiten.

Wenn stabilisierende Arbeit nicht gelingen will, obwohl ein gutes Arbeitsbündnis besteht, ist das in aller Regel ein Hinweis auf äußere Instabilität, meist Täterkontakt in irgendeiner Form.

Techniken, welcher Art auch immer, sollte man nie überschätzen. Techniken gehören eingebettet in ein therapeutisches Gesamtkonzept.

Kapitel VI

Therapeutische Grundhaltungen in der Arbeit mit traumatisierten Patienten im Kontext der Klinik

Werner Geigges

Nach der ausführlichen Darstellung des traumatherapeutischen Gruppenkonzepts und dessen konkrete Umsetzung in die Praxis (Kapitel I bis IV) und der Grundlagen guter Traumatherapie (Kapitel V) will ich den Blick noch einmal zurück auf das Klinik-Umfeld lenken.

Beim Aufbau eines traumatherapeutischen Therapiekonzeptes für die Patientinnen und Patienten unserer Klinik war für uns wichtig, dass dieses Konzept gut eingebettet ist in die anderen Therapiekonzepte unserer Psychosomatischen Fachklinik und dass zum anderen aus der Beschäftigung mit Traumatherapie wichtige Entwicklungsimpulse für die therapeutische Arbeit auch mit allen anderen Patientinnen und Patienten verbunden sind.

Wichtige metatheoretische Modelle, die dem Therapiekonzept der Klinik zugrunde liegen, sind zum einen das bio-psycho-soziale Systemmodell der Medizin nach Thure von Uexküll, die Theorie der Passung sowie die Theorie der Selbstorganisation. Nachfolgend soll im Hinblick auf die Arbeit mit traumatisierten Patienten vor allem auf das Passungsmodell näher Bezug genommen werden. Will bio-psycho-soziale Medizin mehr sein als die bloße Addition unterschiedlicher medizinischer Fachrichtungen, Therapiemodelle und Menschenbilder, bedarf es eines integrativen Therapiekonzeptes. Mindestens sechs verschiedene Integrationsebenen sind dabei zu unterscheiden:

1. Integration von somatischer Medizin, psychotherapeutischer Medizin und Sozialarbeit bzw. Sozialtherapie und Sozialmedizin.
2. Integration tiefenpsychologischer, systemisch-lösungsorientierter und verhaltensmedizinischer Ansätze.

3. Integration als Herstellung einer Passung zwischen der individuellen Wirklichkeit des Patienten (z. B. seinen subjektiven Krankheits- und Gesundheitstheorien sowie individuellen Behandlungszielen, Reha-Zielen) und dem unterschiedlichen Krankheits- und Behandlungsmodell der Therapeuten bzw. der Klinik.
4. Berücksichtigung der Auftragskomplexität psychosomatischer Rehabilitation, die eine spezielle systemische Kompetenz der Therapeuten erfordert.
5. Integration von einerseits individueller Therapiezielvereinbarung und individuellem Therapieplan – und andererseits modernen störungsspezifischen Therapiekonzepten.
6. Integration störungsorientierter Therapieansätze mit einer prinzipiell ressourcenorientierten Sicht: Die Behandlung zielt wesentlich darauf ab, eigene Stärken und Fähigkeiten, Selbstheilungskräfte und Selbsthilfemöglichkeiten zu aktivieren.

Diese vielfältigen Integrationsleistungen sind nur denkbar durch eine enge Abstimmung innerhalb des interdisziplinären Behandlungsteams mithilfe eines gemeinsamen Modells integrierter Medizin.

Zentraler Aspekt des Klinikleitbildes ist dabei das Verständnis von psychosomatischer Medizin als »Beziehungsmedizin – die Klinik ein Beziehungsraum: respektvolle und heilungsfördernde Kommunikation zwischen Therapeuten und Patienten, unter den Patienten und zwischen den Mitarbeitern ist unser zentrales Anliegen. Alle Therapieziele erarbeiten wir gemeinsam mit unseren Patienten. Wichtig ist uns dabei vor allem die Entdeckung der eigenen Stärken und Ressourcen, Selbstständigkeit und umfassende Teilhabe am beruflichen und sozialen Leben.«

Traumatherapie als gemeinsame Suche nach salutogener Passung

»Es sind weder die Ideen noch Sichtweisen oder Instrumente, die in der Therapie wirklich zählen. Wenn Patienten am Ende einer Sitzung die Stunde zusammenfassen, wessen entsinnen sie sich dann? Niemals die Ideen – es ist immer die Beziehung.« (Yalom, 2006)

Passung ist zunächst ein allgemeines Konstrukt. Es ist deswegen allgemein gehalten, weil es als Verständnisgrundlage sowohl für zelluläre Vorgänge wie auch für den menschlichen Organismus dienen soll.

Thure von Uexküll war ein Konstruktivist. Für ihn war immer klar, dass wissenschaftliche Erkenntnisse keine ontischen Wahrheiten abbilden. Für ihn waren wissenschaftliche Modelle stets Konstruktionspläne zur Beschreibung von Lebenswirklichkeiten. Auch moderne bildgebende Verfahren der Neurobiologie führen deshalb zwar zu neuen wissenschaftlichen Erkenntnis-Landkarten, sie bleiben aber ihrerseits vorläufig, d. h. Konstrukte.

Bei unserem Passungsmodell sind unterschiedliche Aspekte zu berücksichtigen:

Passung als Aspekt eines Menschenbildes und daraus abgeleitetes Therapiemodell (Passungsarbeit/Passungskompetenz)

Als allgemeines Modell bildet Passung einen grundlegenden Lebensvorgang ab im Sinn der Konstruktion hilfreicher Umwelten als Grundlage einer gelingenden Organismus-Umwelt-Interaktion: Der Organismus konstruiert aus einer neutralen Umgebung eine zu seinen Bedürfnissen und Verhaltensmöglichkeiten passende Umwelt (individuelle Wirklichkeit). Es handelt sich also bei dieser Organismus-Umwelt-Interaktion um einen basalen Kommunikationsprozess (Geigges, 2011).

Gesundheit ist in diesem Passungsmodell die Fähigkeit, lebensnotwendige Ressourcen der Umgebung als passende Gegenleistung für die eigenen vitalen Bedürfnisse und Verhaltensmöglichkeiten zu nutzen. Auf diesen Doppelaspekt werde ich immer wieder zurückkommen. Es gibt eine Passungskompetenz, d. h. spezielle kommunikative Fähigkeiten. Zweitens besteht bei jedem Organismus eine prinzipielle Angewiesenheit auf passende Gegenleistungen, jede Leistung bedarf einer passenden Gegenleistung: ein Sprecher bedarf der Hörer, das Einatmen der Luft usw. Hieraus ergibt sich auch eine prinzipielle Ressourcenorientierung und, für die Therapie grundlegend, eine Ressourcenaktivierung. Interessant ist, dass dieser Gesundheits- und Krankheitsbegriff vor allem von der Reha-Medizin aufgegriffen wurde, während die Akutmedizin nach wie vor von einem modifizierten Reparatur-(Schadens-)Modell dominiert wird.

Krankheit bedeutet in diesem Modell einen Passungsverlust im Zusammenwirken von Organismus und Umwelt. Hilfreiche Umwelten zur Ergänzung der Leistung des Organismus durch passende Gegenleistungen sind – eventuell auch nur vorübergehend – nicht mehr konstruierbar. Ich bin immer wieder erstaunt, wie dieses grundlegende Modell eine hilfreiche Landkarte auch für den klinischen Alltag bietet.

Ganz besonders kann man dieses Passungs-Konstrukt an Traumatisierungen studieren. Fischer und Riedesser (1998) definierten Trauma im Sinne einer Variante allgemeinen Krankseins als »Passungsverluste der Organismus-Umwelt-Beziehung, im Sinne eines vitalen Diskrepanzerlebnisses zwischen bedrohlichen Situationsfaktoren und den individuellen Bewältigungsmöglichkeiten, das mit Gefühlen von Hilflosigkeit und schutzloser Preisgabe einhergeht und so eine dauerhafte Erschütterung von Selbst- und Weltverständnis bewirkt«.

Unsere Wirklichkeitskonstruktionen, die uns anleiten und die eine verlässliche innere Landkarte darstellen, versagen regelhaft in traumatischen Situationen: Was uns geschieht, ist nicht mehr einzuordnen in unsere Umweltkarte, sodass keine hilfreichen Verständnismöglichkeiten und Handlungsmöglichkeiten mehr generierbar sind und sich stattdessen Ohnmacht, Hilflosigkeit und dissoziative Fragmentierungen einstellen: das Psychotrauma als klassische Variante von Krankheit als Passungsverlust.

Passungskompetenz beruht auf entwicklungsbiologischen und entwicklungspsychologischen Grundlagen. Die Entwicklung dieser Passungskompetenz beginnt mit der Säuglingsphase, der Entwicklung spezieller Organe, sogenannter »Passungsorgane«, die wir brauchen, damit diese Organismus-Umwelt-Passung zustande kommt und wir eine zunehmende Passungskompetenz entwickeln können. Bei der Entwicklung von »Passungsorganen« unterscheidet K. Köhle (2010) Mentalisierung der Selbstregulation sowie die soziale Co-Konstruktion des Selbst. Unter Mentalisierung der Selbstregulation fasst er unter anderem die Intelligenzentwicklung im Sinne von Piaget, Embodiment (Fundierung von Intelligenzleistungen durch leibgebundene Erfahrungen) sowie die Mitwirkung von Emotionen in unserem Kognitionssystem und dessen Mittlerfunktion im Zusammenwirken physischer, psychischer und sozialer Prozesse zusammen. Unter die soziale Co-Konstruktion des Selbst ordnet er Agency und Communion, Attachment/Attunement (sichere Bindungserfahrungen und feinfühlige Abstimmungsprozesse) – beides als Voraussetzung für Kommunikation/Kooperation – sowie Intersubjektivität und Fremdverstehen. Agency bezeichnet Formen von Erleben und Verhalten, die existenzielle Interessen des Organismus als Individuum verfolgen. Communion bezeichnet das Bedürfnis des Individuums nach Partizipation, sozialer Verbundenheit und Vertrauen.

Wenn wir uns klarmachen, dass die meisten unserer Traumapatienten in Beziehungen traumatisiert wurden, wird unmittelbar deutlich, dass sie in ihrer Passungskompetenz, die wesentlich auf Sicherheit und Halt gebenden zwischenmenschlichen Beziehungen beruht, fundamental erschüttert wurden und deshalb auch therapeutische Beziehungen nicht mehr selbstverständlich einen Hort von Sicherheit darstellen, sondern immer mit der Gefahr verbunden sind, der traumatisierenden Beziehung ähnlicher zu werden. Wesentliches Ziel therapeutischer Hilfen und Beziehungsangebote ist daher, dass der Patient neue Sicherheit in der frühen Passungskompetenz erlangt, soweit sie sich überhaupt entwickeln konnte und nicht bereits in der frühen Entwicklung verzögert bzw. gehemmt blieb.

Passungskompetenz findet in Aspekten von **Salutogenese** und **Resilienz** ihren Ausdruck. Gesundheit wird in diesem Zusammenhang als selbstorganisatorischer Prozess betrachtet, passende Umwelten aufzubauen und mit der Umwelt ungestörte Austauschprozesse zu unterhalten. Gelingen diese interaktiven Austauschprozesse, so entwickelt sich nach Antonovsky (1989) ein sogenanntes Kohärenzgefühl. Es scheint bereits in den Kindheitsjahren in seinen Grundzügen angelegt zu sein und bewirkt, dass wir mit den täglichen Belastungen wie auch mit schweren Traumata in einer uns eigenen Weise umgehen: ein Kohärenzgefühl aufgrund einer salutogenen Passung. Antonovsky unterscheidet drei Teilaspekte in seinem Salutogenesemodell: einen kognitiven Aspekt, die Verstehbarkeit (Comprehensibility), einen pragmatischen Aspekt, die Handhabbarkeit (Manageability), und einen emotionalen Aspekt, die Sinnhaftigkeit (Meaningfulness). Dieses grundlegende Modell einer kunstvollen Balance von Pathogenese und Salutogenese im Sinne einer emergenten Passungsdynamik erweist sich auch gerade in der Traumatherapie als hilfreiche Landkarte. Das Ziel ist, unerklärliche und befremdliche Erfahrungen, die traumatisierte Patienten gemacht haben, in ein Erklärungs- und Interpretationsschema einzuordnen, neue hilfreiche Wirklichkeitskonstruktionen zu entdecken und durch ein solches Eigenverständnis Selbstkontrolle zurückzugewinnen und damit Stress zu reduzieren und Neues erproben zu können (Reddemann, 2011, S. 23). In den Bezugsgruppen, einem festen Bestandteil unseres gruppentherapeutischen Traumatherapie-Konzeptes, können die Patientinnen diese Verständnisansätze für traumatisches Erleben auch untereinander austauschen und vertiefen, sich gegenseitig unterstützen und auch dadurch wieder neue Selbstwirksamkeit und Bewältigungskompetenz erleben. Therapeutische Bausteine sind dabei Psychoedukation, ein gutes Selbstmanagement, Sicherheit und Kontrolle in der therapeutischen Beziehung, imaginative Techniken, hilfreiche Skills im Umgang mit Flashbacks, physiologischer Übererregung und Affektsteuerung durch differenzierte Affektwahrnehmung sowie die Möglichkeit der Unterscheidung von real Bedrohlichem im Außen von innerer Bedrohung. Weitere Bestandteile dieses Modells sind neue Sinnkonstruktionen (Meaningfulness) durch Integration des traumatisch Erlebten in das autobiografische Narrativ, das Erleben von Identität und Selbstwirksamkeit sowie innere und äußere Bestätigung in persönlichen und beruflichen Kontexten.

Salutogene Passungsarbeit bedeutet letztlich Heilung im Sinne der Förderung salutogener Selbstorganisation, damit bei traumatisierten Patienten individuelle Passungskompetenz wieder erstarken und sich festigen kann.

R. Plassmann (2009) spricht von einem »Heilungsinstinkt« bei Patienten als einem intuitiven Wissen, ob therapeutische Interventionen in die richtige Richtung gehen, was ihnen helfen kann, wieder gesund zu werden, und ob Heilung überhaupt möglich ist. Hilfreiche Fragen in diesem Zusammenhang können sein: »Was brauchen Sie jetzt, dass Sie hier in Sicherheit sind und es Ihnen aktuell besser geht?« »Wie und wo möchten Sie sitzen bzw. was lässt sich in diesem Raum verändern, damit Sie sich auf dieses Gespräch einlassen können?« »Glauben Sie, dass unsere Klinik überhaupt ein heilsamer Ort für Sie sein kann, der Ihnen ausreichend Orientierung, Selbstschutz und Sicherheit bieten kann?« Diese resiliente Heilungskompetenz unserer Patienten gilt es zu fördern sowohl im äußeren Beziehungskontext wie auch in der Beziehung erwachsener Selbstanteile den verletzten und traumatisierten kindlichen Anteilen gegenüber.

Entscheidende Aspekte für eine erfolgreiche salutogene Selbstorganisation sind deshalb **Ressourcen-Aktivierung** sowie der Aufbau heilsamer gemeinsamer Wirklichkeiten in der therapeutischen Beziehung (**Passungsarbeit**). Diese Passungsarbeit ist in der Therapie mit traumatisierten Menschen einer permanenten inneren und äußeren Prüfung unterworfen: Menschen, die missbräuchliche Beziehungen in ihrer Lebens- und Leidensgeschichte erfahren haben, neigen dazu, diese Erfahrungen auch auf den Therapeuten zu generalisieren, sie »testen«, ob auch er möglicherweise ihr Vertrauen wieder verraten und missbrauchen wird. Diese Beziehungstests geschehen meist in »homöopathischen Dosen« und eher verdeckt. Viele Patientinnen mit einer Missbrauchserfahrung überspielen ihr Misstrauen und lassen sich scheinbar vorbehaltlos auf die Therapie ein, so lange, bis subjektiv im Bezugrahmen der Patientin ein erneuter »Übergriff« erfolgt (Reddemann, 2011, S. 57). Nach van der Kolk et al. (2000) bedeutet es eine ungeheure Anstrengung für den Therapeuten, eine wirkliche Wertschätzung ihrer eigenen Fähigkeiten im Kontext dieser Tests aufrechtzuerhalten (van der Kolk, 2000, S. 389). Sicherheit in der therapeutischen Beziehung ist eine wichtige Bedingung dafür, dass sich nach und nach wieder so etwas wie eine innere Sicherheit entwickeln kann. Damit ist andererseits die Gefahr einer Idealisierung von Therapeuten als gute und effektive Behandler im Gegensatz zu den bösen Tätern verbunden. Dies kann unter Umständen innere Abhängigkeit, Hilflosigkeit und Blockierung autonomer Handlungsimpulse seitens der Betroffenen fördern. Im Modell der Passungsarbeit als Aufbau heilsamer gemeinsamer Wirklichkeiten ist die entscheidende Frage: »Wie bringt mich dieser Patient/diese Patientin als sein Therapeut/seine Therapeutin oder uns als Klinik, als Beziehungsraum und Teil seiner Umwelt für seine Bedürfnisse und Verhaltensmöglichkeiten in Form?« »Der Therapeut ist gleichzeitig Beobachter, Beteiligter und Forscher im therapeutischen Prozess und muss sich ständig mit der Wahrnehmung, Untersuchung und Verarbeitung eigener affektiver und kognitiver Prozesse auseinandersetzen.« (Reddemann, 2011, S. 59). Angesichts der Konfrontation mit der von Opfern erlittenen Erfahrung entsteht bei den Therapeutinnen und Therapeuten regelhaft eine Erschütterung eigener Selbst- und Wirklichkeitskonstruktionen und der Gefahr, stellvertretend traumatisiert zu werden. Ein flexibles Pendeln zwischen Identifikation und Distanzierung durch Aktivierung eigener Resilienzkräfte und innerer repräsentierter Erfahrungen von Mitgefühl, Sicherheit und Trost sind hier besonders angezeigt und werden im stationären Setting durch co-therapeutische Arbeit, regelmäßige externe und interne Supervisionen gefördert, setzen aber auch eine eigene Psychohygiene im Sinne von

Selbstfürsorge und ausreichende Selbsterfahrung mit eigenen Traumatisierungen voraus.

Ein- bis zweimal wöchentliche angeleitete Achtsamkeitsmeditationen für das therapeutische Team erweisen sich hier als ebenso hilfreich wie die Beachtung individueller Grenzen der Belastbarkeit der Therapeutinnen und Therapeuten: »Ich kann im Moment keinen weiteren Traumapatienten übernehmen!« In der therapeutischen Arbeit mit diesen Patienten besteht permanent die Gefahr, dass sich Muster der Therapeut-Patienten-Beziehung herausbilden, die im Passungsmodell als »Pseudopassung« bezeichnet werden können: Es gelingen zwar gemeinsame Wirklichkeitskonstruktionen zwischen Arzt und Patient. Impulse in Richtung Autonomie, gesunder Entwicklung, Selbstorganisation und Krankheitsbewältigung bleiben aber aus. Es findet sich stattdessen eine typische Chronifizierungsspirale. Beispiele hierfür sind der narzisstische Missbrauch von Patientinnen und Patienten durch übertriebene Helfer- und Retterfantasien, eine große Faszination vom Patienten und seinem Bericht bzw. stark abwehrende therapeutische Haltungen (»Ich möchte die Geschichte nicht hören«), die Isolationsgefühle der Betroffenen verstärken können. Ein anderes Beispiel wären starke Kontrollwünsche und Bestrebungen auf Therapeutenseite, die im Sinne einer sekundären Traumatisierung Ohnmachts- und Hilflosigkeitserleben der betroffenen Patienten reaktivieren können. Hervorgehoben sei abschließend noch einmal die Gefahr narzisstischer Kollusion in der Therapeut-Patient-Beziehung mit einer erneuten Inszenierung der traumatischen Unterwerfung und des Ausgeliefertseins aufseiten der Patienten. Bei den Therapeuten finden sich häufig Kränkungen, weil keine ausreichenden Therapiefortschritte möglich sind bzw. nicht im angestrebten Tempo erreicht werden – bis hin zur unbewussten Ausstoßung von Patientinnen und Patienten, Therapieabbrüchen und narzisstischen Kränkungen. Diesen Gefahren können Therapeuten am besten durch eine Haltung der »parteilichen Abstinenz« begegnen (Fischer und Riedesser, 1998, S. 187): »Der abstinente Traumatherapeut ist fähig, sich auf die Bedürfnisse und das erschütterte Selbst- und Weltverständnis seines betroffenen Patienten einzulassen. Parteilich meint die klare Stellungnahme und solidarische Haltung und auch die verbalisierte Anerkennung der traumatischen Erfahrungen.« Abstinenz meint in diesem Fall, sich enthalten zu können von der Befriedigung eigener und gerade narzisstischer Wünsche und Bedürfnisse durch die

Therapie bzw. den Patienten. Auch im Therapeutenteam der Klinik entstehen vor diesem Hintergrund immer wieder Größenfantasien mit einer Überschätzung der Möglichkeiten, äußere Sicherheiten für die Patienten innerhalb des Klinikrahmens bieten zu können: »Wir sind eine gewaltfreie Klinik!« Ein Anspruch, der in einer großen Psychosomatischen Rehaklinik mit männlichen und weiblichen Patienten, Patienten mit zum Teil schweren Persönlichkeitsstörungen, bei denen immer wieder sowohl innere Opfer- wie Täteranteile aktiviert werden, sich nur begrenzt einlösen lässt. Vor allem männliche Patienten mit Trauma-Hintergrund versuchen, die Erfahrung von Hilflosigkeit, Ohnmacht und Beschämung durch eigene Gewaltimpulse zu kompensieren und tendieren dazu, im stationären therapeutischen Setting reale Beziehungen einzugehen, in denen sich typische Opfer-Täter-Muster reaktivieren. Deshalb muss sichergestellt sein, dass solche Beziehungserfahrungen in den Reflexionsraum der therapeutischen Arbeit eingebracht werden. Therapeutisch verordnete Therapie-Abbrüche bzw. -Unterbrechungen sind nicht immer zu vermeiden. Im stationären Setting bewährt sich eine Haltung, die einerseits die Patientinnen und Patienten dafür sensibilisiert, ihre Grenzen wahrzunehmen, Grenzverletzungen zu registrieren und sich adäquat und unmittelbar Unterstützung zu besorgen und die realen Beziehungen im therapeutischen Raum so zu gestalten, dass ihnen dabei eine gute Nähe-Distanz-Regulierung, Aufrechterhaltung ihrer Autonomie und gesunde Selbstfürsorge gelingt und ein respektvoller Umgang miteinander gewährleistet ist. Diese Beziehungsgestaltungen im Realraum der Klinik bedürfen der gründlichen Reflexion im therapeutischen Einzelsetting, auch im Hinblick darauf, dass die Betroffenen sehr häufig in alte Zustände hineinrutschen, »getriggert« sind und die Realitäten vom Hier-und-Jetzt nicht auseinanderhalten können vom Dort-und-Damals. Hier gilt das therapeutische Bemühen, die Patienten dabei zu unterstützen, zu sich selbst eine Außenposition, eine Meta-Ebene einzunehmen, um eine Erwachsenenebene aufrechterhalten zu können und die Realitätsverwirrung aufzulösen. Eine anhaltend gestörte Affektregulierung, selbstdestruktives und suizidales Verhalten sowie ausgeprägt dissoziatives Verhalten können dabei wichtige Hinweise dafür sein, dass der äußere Rahmen der Klinik zu wenig Sicherheit bietet und zu viele Trigger-Situationen für die traumatische Situation enthält. Möglich ist auch, dass im therapeutischen Team die Balance von Ressourcenaktivierung, Stabilisierung und Trauma-Exposition nicht ausreichend abgestimmt ist und eher Desintegrationsprozesse bei den betroffenen Patientinnen und Patienten gefördert wird. Auch unter den Patienten, die an der traumazentrierten Gruppentherapie in der Klinik teilnehmen, zeigt sich immer wieder ein narzisstisches Dilemma: Ein mehr oder weniger bewusstes Rivalisieren, wer von den TeilnehmerInnen wohl die schlimmsten traumatischen Erfahrungen erlebt und zu bewältigen hat (»Queen of trauma«).

Das therapeutische Bemühen, die salutogene Selbstorganisation der Patientinnen und Patienten zu fördern, kann uns auch vor einer anderen Größenfantasie schützen: Die Idee, insbesondere bei durch Menschen zugefügten schweren Traumata, die immer auch Bindungstraumata sind, durch schnelle und forcierte Trauma-Exposition das »Trauma« ein für alle Mal eliminieren zu können. R. Plassman (2011) sieht in solchen Expositions-Versuchen eine moderne Neuauflage »exorzistischer Rituale« vergangener Tage. Gegenüber solchen therapeutischen Größenfantasien steht im Mittelpunkt unseres therapeutischen Bemühens die Förderung von Selbstheilungsprozessen bei unseren Patientinnen und Patienten durch Aktivierung eigener Bewältigungs- und Lebensressourcen und Mobilisierung eigener Resilienzerfahrungen.

Ein Beispiel aus der empirischen Psychotherapieforschung soll dieses universelle Heilungsprinzip ebenfalls verdeutlichen: Die Berner Arbeitsgruppe von R. Grawe (2004) untersuchte ressourcen- und problemaktivierende therapeutische Interventionen in erfolgreichen und in nicht erfolgreichen Therapiesitzungen. Bei nicht erfolgreichen Therapiesitzungen fand sich über den zeitlichen Verlauf der ganzen Sitzung regelhaft ein Muster mit einer hohen Problemaktivierung und nur einer sehr geringen Ressourcenaktivierung. Bei den erfolgreichen Therapiesitzungen fand sich das Muster, dass Problem- und Ressourcenaktivierung sich die Waage hielten und die Therapeuten am Ende der als erfolgreich erlebten Therapiesitzungen typischerweise eine Verbindung mit dem Ressourcen-Potenzial der Patienten herstellten.

Die therapeutische Beziehung bei unseren traumatherapeutischen Interventionen sollte sich dabei zusätzlich resilienzfördernd auswirken: »Was hilft Menschen, mit Traumata fertig zu werden? Am meisten wohl mitfühlende andere, die zum Trösten bereit sind und die zum Ausdruck bringen, ›das war schlimm, was du durchgemacht hast‹ und ggf. »das war unrecht‹. Das scheint Menschen dabei zu helfen, die Gegenwart als gesondert von der traumatischen Vergangenheit nach und nach wieder zu unterscheiden.« (Reddemann, 2011, S. 39)

Will Traumatherapie vor allem selbstregulatorische Prozesse anstoßen, so stellt sich die Frage, wie eine therapeutische Beziehung solche Selbstheilungspotenziale fördern kann. Der Fokus unserer Überlegung liegt dabei auf der Ebene der grundlegenden Prozessgestaltung und -steuerung. Die Boston-Change-Process-Study-Groupe um D. Stern (2004) untersuchte diese Fragen anhand der Analyse kurzer heilsamer Momente (»Mikroszenen«) in der Therapeut-Patient-Beziehung. Die Mikroszenen-Analysen zeigen, dass solche Momente durch Integrationsleistungen (Kognition, Affekte, Leibgefühle) gekennzeichnet sind, die parallel bei Therapeut und Patient erfolgen: »Der Fokus liegt auf den impliziten prozeduralen Interaktionsprozessen zwischen Patient und Therapeut von einem Moment zum nächsten (sogenannte ›lokale Ebenen‹). Details der Interaktion wie Körpersprache, gestische und mimische Ausdruckselemente, vokale Rhythmen, tonale und zeitliche Elemente, Nuancierung der Wortwahl, des Timings und der Prosodie der Sprache bilden Bestandteile einer ›mentalisierten Kinesik‹ und bestimmen wesentlich den intersubjektiven Zustand der Dyade durch ein ›Zusammenpassen‹ der Initiativen beider Interagierenden.«

Übereinstimmung zwischen beiden Interaktionspartnern wird beidseitig unentwegt abgeschätzt und überprüft. Dies geschieht unserer Ansicht nach, indem wir permanent überprüfen, ob komplementäre Aktionen, die der andere in Reaktion auf die eigene Initiative zeigt, passen. Eine solche Beurteilung muss jedoch nicht explizit werden. Ein Gewahrsein auf bewusster Ebene ist nicht erforderlich. Wenn eine Stimmigkeit erreicht ist (»es passt!«), ruft sie ein Gefühl der Vitalisierung oder ein wachsendes Wohlgefühl hervor, weil sich die Kohärenz des dyadischen Systems als Ganzes verbessert hat. Die Stimmigkeit der relationalen Schritte wirkt somit in der Therapeut-Patient-Interaktion wie auch in der Mutter-Säugling-Interaktion als Katalysator für Veränderungen. Hierin offenbart sich eine neue Sicht über das, was in den therapeutischen Beziehungen wirkt, nämlich dieser »Tanz«, diese »mentalisierte Kinesik«.

Diese Überlegungen passen gut zum BASK-Modell (Braun, 1988) bzw. zum SIBAN-Modell (Levine, 1998), die für die Taumakonfrontation eine wichtige Orientierung geben. Im BASK-Modell geht es darum, die Bereiche Verhalten (behavior), Gefühle (affect), Körpererleben (sensation) und Gedanken (kognition) in der Traumakonfrontation zu integrieren und so die Dissoziation aufzuheben. Gelingt diese Integration, resultiert daraus in der Regel eine Erleichterung und das Erleben, dass das Trauma vorbei ist.

Es stellt sich nun die Frage, wie sich dieser Passungsprozess steuern lässt. Ein wichtiger Aspekt ist dabei eine gründliche Kontextklärung. In der traumazentrierten Psychotherapie ist hier vor allem zu klären, inwieweit für die Patienten äußere Sicherheit, d. h. kein Täterkontakt, gewährleistet ist, ein gutes Arbeitsbündnis etabliert ist mit einer hohen Transparenz bezüglich des therapeutischen Vorgehens und ob möglichst realistische Therapieziele formuliert werden konnten. Für die Arbeit in einer psychosomatischen Rehaklinik ist darüber hinaus höchst relevant, inwieweit traumatisierte Patientinnen im Rahmen eines Gutachtenkontextes zur Behandlung kommen. Folgende zentrale Voraussetzungen sollten gegeben sein, die als Voraussetzung für ein effektives therapeutisches Arbeitsbündnis gelten können (Reddemann, 2011, S. 83):

1. Die Therapeutin sollte bereit und in der Lage sein, einen in der Regel hoch belasteten Menschen zu begleiten, und zwar mit Mitgefühl und nicht mit Mitleid.
2. Die Patientin sollte erkennbar zum Ausdruck bringen können, dass sie etwas in ihrem Leben verändern möchte und dass sie bereit ist, dabei mitzuwirken.
3. Sie sollte zu einer Formulierung von Zielen bzw. Teilzielen bereit sein.
4. Es sollte möglich sein, mit einem erwachsenen Teil, der Interesse an einem erwachsenen Leben hat, in Kontakt zu kommen.
5. Es sollte eine Bereitschaft bestehen bzw. im Laufe der Zeit herzustellen sein zur Desidentifikation, denn es ist diese Haltung, die es ermöglicht, zu erkennen und zu verstehen.
6. Alle Teile, auch die ablehnenden, sollten bereit sein – oder dazu bewegt und überzeugt werden –, diejenigen, die mit der Therapeutin zusammenarbeiten wollen, dies tun zu lassen und später diese Erfahrung auszuwerten.
7. Die Patientin sollte bereit sein, über eventuell bestehende Täterkontakte nachzudenken, und offen dafür sein, eine möglichst bewusste Entscheidung zu fällen und die daraus resultierenden Konsequenzen

auch im Hinblick auf die Möglichkeiten und Grenzen der Therapie zu tragen.

Ein anderer Steuerungsprozess ist die affektive Rahmung. D. h., die Behandlungssituation ist so zu gestalten, dass der Patient sich emotional gehalten und sicher fühlt, denn dies berührt emotionale Grundbedürfnisse. Schließlich ist der geschilderte, permanente innere und äußere Abstimmungsprozess entscheidend, wie Stern ihn beschrieben hat, bei dem leibliche, emotionale und kognitive Aspekte in uns als Therapeuten und bei den Patienten permanent integriert und interaktionell abgestimmt werden. Damit therapeutische Beziehungen selbstregulatorische Selbstheilungskräfte induzieren können, sind offensichtlich Aspekte wie Intensität und Rhythmus im interaktionellen Prozess sehr bedeutsam (Plassmann, 2011). In der traumazentrierten Psychotherapie ist seit Langem bekannt, welche zentrale Rolle die Optimierung der Prozessintensität für Heilungsprozesse spielt. Die therapeutische Arbeit besteht hierbei unter anderem darin, die emotionale Intensität so zu reduzieren, dass überhaupt psychische Verarbeitung von traumatischem Material möglich wird. Dies geschieht zum Beispiel durch Ankopplung an Ressourcenaspekte. Finden sich Patienten im Therapieprozess anhaltend in emotionalen Hyperarousals (Übererregung), besteht die Gefahr ungewollter Re-Traumatisierung im psychotherapeutischen Prozess. Umgekehrt zeigen sich bei fehlender emotionaler Intensität (Unter-Steuerung) ebenfalls geringe therapeutische Effekte und Veränderungspotenziale.

Neben Intensität sind Rhythmusphänomene ganz entscheidende Faktoren der Prozesssteuerung. Jede Therapiestunde, jedes Gespräch hat so einen eigenen Rhythmus. Auch im Hinblick auf Rhythmus gibt es mehr oder weniger salutogene Aspekte im Sinne eines Optimierungsbestrebens in der therapeutischen Arbeit. Diese Rhythmusphänomene spielen auf der vegetativen Ebene eine zentrale Rolle. In der therapeutischen Arbeit geht es wesentlich um eine Neu-Balancierung solcher Rhythmusaspekte: »Wenn es zutrifft, dass die physiologische (Geist, Gehirn und Viszera umfassend) Kommunikation der Königsweg zur Affektregulation ist, erscheint es bei einer Anzahl psychopathologischer Zustände als sinnvoll, die therapeutische Arbeit radikal zu verändern – so beispielsweise bei Angststörung, ADHS, Autismus und Traumastörungen.« (van der Kolk, 2010) Für van der Kolk würde eine solche Veränderung »uns dazu verpflichten, interpersonale Rhythmen zu kultivieren, die Fähigkeit von Menschen, Stimme und Mimik zur Regulation emotionaler Zustände zu nutzen und verschiedene Körper und Geist integrierende Techniken zu erforschen, die auf die Zusammenschau viszeraler und emotionaler Empfindungen abzielen.« Er regt in diesem Zusammenhang die Auseinandersetzung mit uralten kollektiven und religiösen Praktiken wie gemeinsamem Singen, der Nutzung verschiedener Atemtechniken sowie andere Methoden an, die in der Lage seien, den autonomen Zustand zu verändern. Im multimodalen Traumatherapie-Konzept in unserer Klinik sind daher Angebote wie freies Singen, eine Rhythmusgruppe mit gemeinsamem Trommeln, Qigong und Atemtherapie in der Gruppe wichtige Bausteine.

Bei der Diskussion hilfreicher therapeutischer Haltungen in der Arbeit mit traumatisierten Patientinnen und Patienten gewinnt ein neuerer Aspekt auch in der klinischen Arbeit zunehmende Akzeptanz von Anwendern: Achtsamkeit (Mindfulness) und Achtsamkeitspraxis (Anderssen-Reuster, 2007, Reddemann – Kontexte von Achtsamkeit – 2011). Zurückgegriffen wird dabei auf Methoden indisch-buddhistischer Meditationslehrer in einer mehrere tausend Jahre alten Meditationstradition. Achtsamkeit ist dabei ein Prozess, bei dem die Aufmerksamkeit nicht wertend auf den gegenwärtigen Augenblick gerichtet ist. Wir nehmen wahr, was ist, und nicht, was sein soll, verbunden mit einer radikalen Akzeptanz auch unserer Schicksalhaftigkeit, Todesdurchdrungenheit, unserer Schmerzen, unseres Leids.

Angewandt im psychotherapeutischen Setting erweist sich Achtsamkeit als effektive Methode, aus den beschriebenen inneren Einengungen, destruktiven und chronifizierten Erlebens- und Verhaltensschemata aussteigen zu können, in Kontakt mit unserer Gegenwart zu kommen, aus der wir neue Kraft schöpfen können. Gleichzeitig erlaubt die Achtsamkeitspraxis, sehr genau selbst zu erkennen, wie Wahrnehmungen, Bewertungen, Affekte und Reizreaktionsmechanismen entstehen, die unser Erleben bestimmen. Vor ein schemahaftes Verhaltensmuster wird so ein heilsames Moment des Innehaltens, des expliziten, bewussten Erlebens und aktiven Nicht-Tuns geschaltet. Achtsamkeit ist im Laufe der letzten Jahre zu einer grundlegenden therapeutischen Haltung in all unseren therapeutischen Interventionen geworden, seien es psychotherapeutische Interventionen im engeren Sinne oder Sport- und Bewegungstherapie oder andere Elemente unseres multimodalen

Therapiekonzeptes wie Kunst- oder Musiktherapie. Alle Patienten werden angeleitet, so häufig wie möglich auch im Alltag Achtsamkeit zu praktizieren im Sinne »informeller Achtsamkeitsübungen«. Die Achtsamkeit fördert bei Therapeuten wichtige Basisqualitäten wie Präsenz im Augenblick, Konzentration, Offenheit für Erfahrungen wie Mitgefühl (Meibert et al., 2011). Als hilfreich erweist sich insbesondere, die Fähigkeit zur »Aufmerksamkeit im gegenwärtigen Moment und die Fähigkeit, das, was wahrgenommen wird, ohne Vorurteile und ohne Urteile gelten zu lassen« … zu trainieren (Walach, 2008). Eine erste randomisierte Kontrollstudie (Grepmair et al., 2007) konnte zeigen, dass eine regelmäßige Achtsamkeitspraxis des Therapeuten einen positiven Einfluss auf den Therapieprozess des Patienten hat.

Literatur

Anderssen-Reuster, U. (Hrsg) (2007). Achtsamkeit in Psychotherapie und Psychosomatik. Schattauer, Stuttgart

Antonovsky, A. (1989). Die salutogenetische Perspektive. Zu einer neuen Sicht von Gesundheit und Krankheit. Medicus 2, 51 – 7

Antonovsky, A., Franke A. (1997). Salutogenese: Zur Entmystifizierung der Gesundheit. Dgvt-Verlag, Tübingen

Baumann, P. (2002). Menschenwürde und das Bedürfnis nach Respekt. In: Stoecker, R.; Menschenwürde, Annäherung an einen Begriff. öbv und hpt, S. 19 – 34

Begley, S. (2010). Neue Gedanken – neues Gehirn. Die Wissenschaft der Neuroplastizität beweist, wie unser Bewusstsein das Gehirn verändert. Goldmann, München

Boss, P. (2008). Verlust, Trauma und Resilienz. Klett-Cotta, Stuttgart

Braun, B. (1988). The BASK model of dissociation: Clinical applications. Dissociation 1/2, 4 – 23

Briere, J., Jordan, E. (2009). Childhood maltreatment, intervening variables, and adult psychological difficulties in woman. In: Trauma, Violece and Abuse. 10/4, 375 – 388

Brooks, R., Goldstein, S. (2009). Das Resilienz-Buch. Wie Eltern ihre Kinder fürs Leben stärken. Klett-Cotta, Stuttgart

Brown, D. (2009). Einschätzung der Bindungs- und Missbrauchsgeschichte sowie des Bindungsstils von Erwachsenen. In: Courtois und Ford, op. cit. S. 149 – 169

Courtois, C. A., Ford, J. D. (2011). Komplexe traumatische Belastungsstörungen und ihre Behandlung. Junfermann, Paderborn

Courtois, C. A., Ford, J. D., Cloitre, M. Optimale Behandlungsverfahren für die psychotherapeutische Arbeit mit Erwachsenen. In: Courtois und Ford, op.cit. S. 107 – 131

Firus, C. (1992). Der Sinnbegriff der Logotherapie und Existenzanalyse und seine Bedeutung für die Medizin. Centaurus, Pfaffenweiler.

Fischer, G., Riedesser, P. (1998). Lehrbuch der Psychotraumatologie. Ernst Reinhard, München

Frankl, V. (1982). Trotzdem ja zum Leben sagen. dtv, München

Fredrickson, B. (2009). Positivity. Crown Publ./Random House, New York

Fürstenau, P. (1991). Entwicklungsförderung durch Therapie. Grundlagen psychoanalytisch-systemischer Psychotherapie. Klett-Cotta, Stuttgart

Fürstenau, P. (2003). Psychoanalytisch verstehen, systemisch denken, suggestiv intervenieren. Klett-Cotta, Stuttgart

Geigges, W. (2011) Krankheit als Passungsverlust – Therapie als Suche nach salutogener Passung. In W. Rißmann (Hrsg.). Was heißt seelische Gesundheit? Körper-Geist-Seele. Königshausen & Neumann, Würzburg

Grawe, K. (2004). Neuropsychotherapie, Hogrefe, Göttingen

Grepmair, L., Mitterlehner, F., Loew, T. et al. (2007). Promoting Mindfulness in Psychotherapists in Training influences the Treatment Results of their patients. A randomized, double-blind control study. Psychother Psychosom 76, 332–338

Henderson, J. (2001). Embodying Well-Being oder Wie man sich trotz allem wohl fühlen kann. AJZ Druck & Verlag, Bielefeld

Herman, J. L. Vorwort zu Courtois und Ford, op. cit, S. 15–20

Hobfoll, S. E., Watson, P., Bell, C. C., Bryant, R. A., Brymer. M. J., Friedman, M. J., Friedman, M., Gersons. B. P., de Jong. J. T., Layne, C. M., Maguen, S., Neria, Y., Norwood, A. E., Pynoos, R. S., Reissman, D., Ruzek, J. I., Shalev, A. Y., Solomon, Z., Steinberg, A. M., Ursano, R. J. (2007). Five essential elements of immediate and mid-term mass trauma intervention: empirical evidence Psychiatry 70 (4), 283–315

Horney, K. (1951). Neurosis and human growth: the struggle toward self- realization. Routledge, London

Huber, M. (2005). Der innere Garten. (Mit Übungs-CD). Junfermann, Paderborn

Huber, M. (2005). Trauma und die Folgen. Wege der Traumabehandlung, Junfermann, Paderborn

Huber, M. (2011). Viele sein. Ein Handbuch. Junfermann, Paderborn

Kast, V. (1994) Inspiration, Freude, Hoffnung. Walter, Olten

Kinsler, P. J., Courtois, C. A., Frankel, S. (2009). Therapeutische Allianz und Umgang mit Risiken. In: Courtois und Ford, op. cit. S. 214–236

Köhle, K. (2010). Psychologische und sozialwissenschaftliche Grundlagen der Anpassung – Einführung. In: Uexküll: Psychosomatische Medizin. Hrsg.: Adler, R. H., Herzog, W., Joraschky, P., Köhle, K., Langewitz, W., Wesiack. Urban & Fischer, München

Kriz, J. (2010). Systemtheorie als eine Metatheorie zur Integration psychotherapeutischer Ansätze, in: Psychotherapie im Dialog, 1

Krystal, Ph. (2004). Die inneren Fesseln sprengen: Befreiung von falschen Sicherheiten, Ullstein, Berlin

Kühler, T., Stachetzki, R. (2005). Differenzialdiagnostik – Borderlinestörung und komplexe posttraumatische Belastungsstörung, in: Psychotherapeut 50, 25–32

Levine, P. (1998). Trauma-Heilung. Das Erwachen des Tigers. Synthesis, Essen

Linehan, M. (1996). DBT-Trainingsmanual. CIP-Medien, München

Meibert, P., Michalak, J., Heidenreich, Th. (2011). Achtsamkeitsbasierte Stressreduktion in der Klinischen Anwendung. Psychother Psych Med 61, 328–332

Orlinsky, D. E. (2010). Psychotherapieforschung und psychoanalytische Psychotherapie. Implikationen für die Praxis. In: Münch, K. Munz, P., Springer, A.: Die Psychoanalyse im Pluralismus der Wissenschaften. Psychosozial, Gießen, S. 141 ff.

Pearlman, L. A., Courtois, C. A. (2005). Clinical applications of the attachment frame-work: Relational treatment of complex trauma. J of traumatic stress 18/5, 449–459

Plassmann, R. (2009). Persönliche Mitteilung

Plassmann, R. (2011). Persönliche Mitteilung

Plassmann, R. Selbstorganisation (2011). Psychosozial, Gießen

Pohlen, M., Bautz-Holzherr, M. (2001). Eine andere Psychodynamik. Psychotherapie als Programm zur Selbstermächtigung des Subjekts. Huber, Bern

Reddemann, L. (2001). Imagination als heilsame Kraft. Zur Behandlung von Traumafolgen mit ressourcenorientierten Verfahren. 16. Aufl. 2012. Klett-Cotta, Stuttgart

Reddemann, L. (2006). Überlebenskunst. 6. Aufl. 2011. Klett-Cotta, Stuttgart

Reddemann, L. (2007). Eine Reise von 1000 Meilen beginnt mit dem ersten Schritt. Herder, Freiburg

Reddemann, L. (2011). Psychodynamisch Imaginative Traumatherapie, PITT – Das Manual. Klett-Cotta, Stuttgart

Reddemann, L. (Hrsg.) (2011). Kontexte von Achtsamkeit in der Psychotherapie. Kohlhammer, Stuttgart

Reddemann, L. u. Wetzel, S. (2011). Der Weg entsteht unter deinen Füßen, Kreuz, Freiburg.

Reddemann, L., Dehner-Rau C. (2004). Trauma – Folgen erkennen, überwinden und an ihnen wachsen. Trias, Stuttgart

Reddemann, L., Fischer, G. (2010). Worauf es ankommt: Psychodynamische Traumatherapien in: Psychotherapie 15/2, S. 263–278

Sack, M. (2004). Diagnostische und klinische Aspekte der komplexen posttraumatischen Belastungsstörung. In: Nervenarzt 75, 451 – 459

Schwartz, R. C. (2004). Systemische Therapie mit der inneren Familie. 5. Aufl. 2007. Klett-Cotta, Stuttgart

Seidler, G. H., Rieg, K., Heim. B., Micka, R. Hofmann, A. (2003). Akut traumatisierte Gewaltopfer und ihre Therapie II. Studie zur Entwicklung einer traumaadaptierten ambulanten Ressourcengruppe (ARG) in Kombination mit EMDR. In: Seidler et al. (2003) Aktuelle Entwicklungen in der Psychotraumatologie. Psychosozial, Gießen

Seiwert, L. (2003). Don't hurry, be happy. In 5 Schritten zum Lebenskünstler. Gräfe & Unzer, München

Seligmann, M. (2002). Der Glücksfaktor. Bastei Lübbe, Bergisch-Gladbach

Steindl-Rast, D. (2002). Staunen und Dankbarkeit. Der Weg zum spirituellen Erwachen. Herder, Freiburg.

Stern, D. N., Bruschweiler-Stern, N., Harrison, A. M., Lyons-Ruth, K., Morgan, A. C., Nakum, J. P., Sander, L. W., Tronick, E. Z. (2004). Das Implizite erklären: Die lokale Ebene und der Mikroprozess der Veränderung in der analytischen Situation. Psyche 9/10, 58, 939 – 948

Stutz, P. (2003). Verwundet bin ich und aufgehoben. Für eine Spiritualität der Unvollkommenheit. Kösel, München

Van der Hart, O., Nijenhuis, E. R. S., und Steel, K. (2008). Das verfolgte Selbst. Junfermann, Paderborn

Van der Kolk, B. (2010). Vorwort zu: St. W. Porges: Die Polyvagal-Theorie – Neurophysiologische Grundlagen der Therapie. Junfermann, Paderborn

Van der Kolk, B. A. Nachwort zu Courtois und Ford, op. cit., S. 497 – 510

Van der Kolk, B., McFarlane, A. C., Weisaeth, L. (2000). Traumatic Stress: Grundlagen und Behandlungsansätze. Junfermann, Paderborn

Walach, H. (2008). Achtsamkeit als therapeutische Tugend. Forsch Komplement med 15, 105 – 112

Wallis, V. (1994). Zwei alte Frauen. Heyne, München

Wampold, B. E. (2010). The basics of psychotherapy. An introduction to theory and practice. American Psychological Association,Whashington DC

Wampold, B. E., Imel, Z. R., Laksa, K. M., Benish, S. Miller, S. C., Flückiger, C. Delre, A. C. Baardseth, T., Budge, T. P. (2010). Determing what works in the treatment of PTSD. Clinical Psychological Review, 30/8, 923 – 933

Yalom, I. D. (1995). Im Hier und Jetzt. btb, München

Yalom, I. D. (2006). Die Schoppenhauer-Kur. btb, München

Textnachweis

S. 43: Erich Fried, »Aufhebung«. Aus: Gedichte: © Klaus Wagenbach, Berlin

S. 142: Hermann Hesse, »Stufen«. Aus: Hermann Hesse, Sämtliche Werke. Bd. 10 Gedichte: © Suhrkamp Verlag, Frankfurt a. M.

S. 143: Mascha Kaleko, »Sozusagen grundlos vergnügt«. Aus: »Mein Lied geht weiter«: © dtv Verlag, München

S. 159: Rose Ausländer: »Versöhnung«. Aus: dies., »Im Aschenregen die Spur deines Namens«. Gedichte und Prosa 1976. © S. Fischer Verlag GmbH, Frankfurt a. M. 1984